W0253543

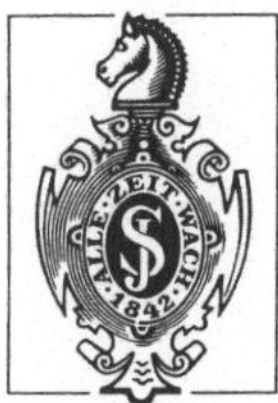
ALLE · ZEIT · WACH
1842

Das Nierenkarzinom

Aktuelle Therapie

Herausgegeben von G. Staehler

Mit Beiträgen von
R. Ackermann · A. Altendorf · K. B. Cummings · J. B. de Kernion
G. Ernst · P. G. Fabricius · W. Fassbinder · J. M. Gokel · G. Gregor
D. Hahn · P. Hanke · A. Herrlinger · A. Klingbeil · M. Lang · B. Liedl
J. Lissner · F. J. Marx · K. Möhring · K. Possinger · G. Riedasch
E. Ritz · L. Röhl · R. Rohloff · H. Schmidt · E. Schmiedt · A. Sigel
G. Staehler · H. Wagner · M. Zwicknagl

Mit 69 Abbildungen

Springer-Verlag
Berlin Heidelberg New York
London Paris Tokyo

Professor Dr. Gerd Staehler
Klinikum Großhadern
Urologische Klinik und Poliklinik
der Ludwig-Maximilians-Universität
Marchioninistr. 15
D-8000 München 70

ISBN 978-3-642-47575-7 ISBN 978-3-642-47573-3 (eBook)
DOI 10.1007/978-3-642-47573-3

CIP-Kurztitelaufnahme der Deutschen Bibliothek
Das Nierenkarzinom: aktuelle Therapie/
hrsg. von G. Staehler. Mit Beitr. von R. Ackermann...
Berlin; Heidelberg; New York; London; Paris; Tokyo: Springer, 1988
ISBN 978-3-642-47575-7

NE: Staehler, Gerd [Hrsg.]; Ackermann, R. [Mitverf.]

2122/3130-543210

Mitarbeiterverzeichnis

Die Anschriften sind jeweils bei Beitragsbeginn angegeben

Vorwort

In den letzten Jahren wurden in zunehmendem Maße neue Technologien in die Urologie übernommen und erfolgreich eingesetzt. Durch die Integration moderner Techniken und die Umsetzung neuester biologischer und onkologischer Erkenntnisse konnten bei der Behandlung der meisten malignen urologischen Erkrankungen – erwähnt sei der Hodentumor – zum Teil spektakuläre Verbesserungen der Krankheitsprognose erzielt werden.

Leider trifft dies bis heute noch immer nicht auf das Krankheitsbild „Nierentumor“ zu. Allerdings können, dank einer im Gefolge neuer bildgebender Verfahren wesentlich verbesserten Diagnostik, Nierentumoren in einem relativ frühen Stadium erfaßt werden. Dies hat in den letzten Jahren zu einer Verbesserung der Überlebenschance der Erkrankten geführt.

Bezüglich der operativen Technik hat es nur marginale, keine grundlegenden Veränderungen gegeben, seitdem sich die en-bloc-Tumornephrektomie mit Lymphadenektomie allgemein durchgesetzt hat.

Die bisher erzielten chemotherapeutischen Erfolge in der Behandlung des Nierenkarzinoms sind eher bescheiden.

Immunologische Therapieansätze wurden gemacht und sind zum Teil vielversprechend, jedoch haben auch sie noch immer nicht zu einer befriedigenden Verbesserung der Resultate in der Behandlung des metastasierten Tumors geführt.

Dieses Buch will keinen umfassenden und systematischen Überblick über den derzeitigen Stand der Diagnostik und Therapie des Nierenkarzinoms geben, vielmehr werden neue, zum Teil vieldiskutierte Therapieansätze sorgfältig ausgelotet und kritisch bewertet.

Die Grundlagen dazu schuf ein Symposium im Mai 1987 in München, zu dem Referenten aus dem In- und Ausland geladen waren, die als besondere Experten auf diesem Gebiet gelten. Es wurden damals nicht nur übereinstimmende, sondern insbesondere auch kontroverse Meinungen erörtert und gegeneinander abgewogen.

Mit seinen sorgfältig ausgewählten Referaten soll das vorliegende Buch zur Standortbestimmung in der modernen Behandlung des Nierenkarzinoms beitragen, gleichzeitig aber auch verdeutlichen, daß noch weitere intensive experimentelle und klinische Forschungen notwendig sind, um endlich den entscheidenden Durchbruch in der Behandlung dieser tückischen Krankheit zu erzielen.

Solange dies nicht erreicht ist, muß der behandelnde Urologe weiterhin stets sehr sorgfältig abwägen, welche Therapien geeignet sind, die Lebensqualität der Patienten möglichst lange zu erhalten, wenn beim fortgeschrittenen Leiden keine Aussicht mehr auf Heilung besteht.

München G. STAEHLER

Inhaltsverzeichnis

Wertigkeit bildgebender Verfahren in der Diagnostik des Nierenkarzinoms

J. LISSNER, D. HAHN und H. SCHMIDT[1]

Die Diagnostik des Nierenkarzinoms hat in den letzten 10 Jahren durch die Einführung neuer bildgebender Verfahren einen deutlichen Wandel erfahren. Während früher lediglich mit Hilfe invasiver Untersuchungsverfahren der Primärtumor nachgewiesen werden konnte, existieren jetzt mehrere nicht-invasive Verfahren zur Darstellung von Nierenkarzinomen.

Auch in der Diagnostik der lymphogenen Metastasierung hat sich der Wandel von der invasiven zur nicht-invasiven Diagnostik bereits vor mehreren Jahren vollzogen.

Das *Ausscheidungsurogramm* stellt heute immer noch die Ausgangsuntersuchung für die Diagnostik von Nierenerkrankungen dar. Routinemäßig angefertigte Übersichtsaufnahmen beim Ausscheidungsurogramm erlauben häufig, bedingt durch Darmgasüberlagerungen, keine exakte Abgrenzung der Nierenkontur. Schichtaufnahmen lassen dagegen in aller Regel häufiger die Diagnose einer Raumforderung zu.

Als weitere nicht-invasive Untersuchung zur Diagnostik von Raumforderungen in der Niere steht heute die *Ultraschall-Untersuchung* zur Verfügung.

Die transversale *Computertomographie,* nativ und nach intravenöser Kontrastmittelgabe in Bolustechnik, erlaubt eine überlagerungsfreie Darstellung der Nieren sowie eine exakte Abgrenzung und Größenbestimmung von Raumforderungen durch die meist unterschiedliche Kontrastierung des gesunden Nierenparenchyms im Vergleich zu Nierentumoren. Zusätzlich bietet die Computertomographie für den Operateur wesentliche Zusatzinformationen, wie z. B. Infiltration von Nachbarorganen und lymphogene Metastasierung (Abb. 1).

Kleine Nierentumoren können sowohl im Ultraschall als auch in der Computertomographie diagnostische Probleme bereiten, vor allem wenn sie im oberen oder unteren Nierenpol liegen.

Da Nierenkarzinome ein ähnliches Echomuster wie das normale Nierenparenchym aufweisen können, sind sie sonographisch lediglich durch morphologische Kriterien wie z. B. einer Vorbuckelung diagnostizierbar (Abb. 2). Im Computertomogramm ohne Kontrastmittel können Nierenkarzinome ebenfalls eine ähnliche Dichte wie das normale Nierenparenchym aufweisen. Bei erhaltener äußerer Nierenkontur lassen sich kleine intraparenchymal gelegene Tumoren nur nach intravenöser Kontrastmittelgabe abgrenzen (Abb. 3).

Auch die *Kernspintomographie* als nicht-invasive radiologische Untersuchungsmethode bietet die Möglichkeit der Darstellung kleiner Nierentumoren, die anhand

[1]Radiologische Klinik und Poliklinik der Universität, Klinikum Großhadern, Marchioninistr. 15, D-8000 München 70

Das Nierenkarzinom. Hrsg. v. G. Staehler

08-OCT-86
11:26
DY1:010
SCAN 46
1 E
LEFT
5 CM
Z .0
TI 5
KV 125
MS 230
SL 8
GT 0 12
TP -16 KM
W 400
C 80
SOMATOM 2 RAD.UNIV.KLINIK MUENCHEN
EA
08-OCT-86
11:27
DY1:012
SCAN 48
1 E
LEFT
5 CM
Z .0
TI 5
KV 125
MS 230
W 400
C 80

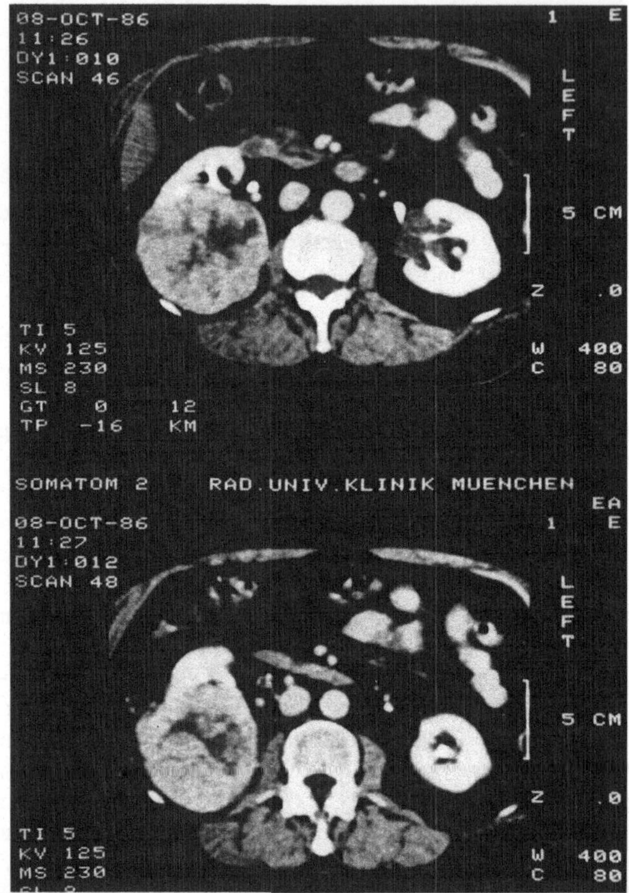

Abb. 1

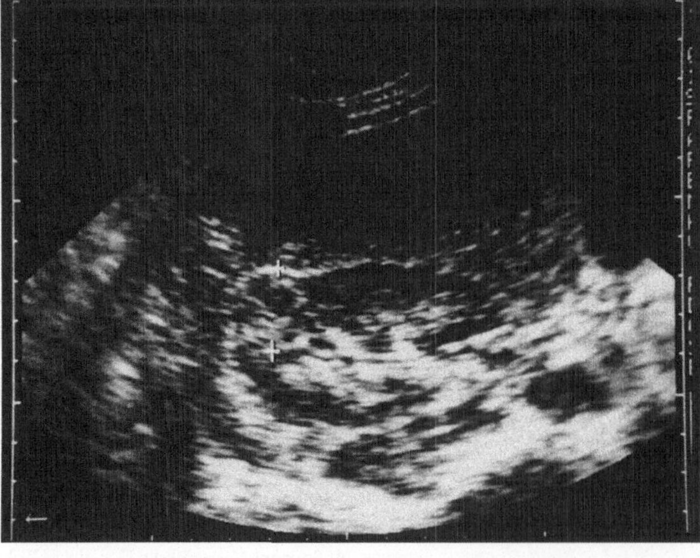

Abb. 2

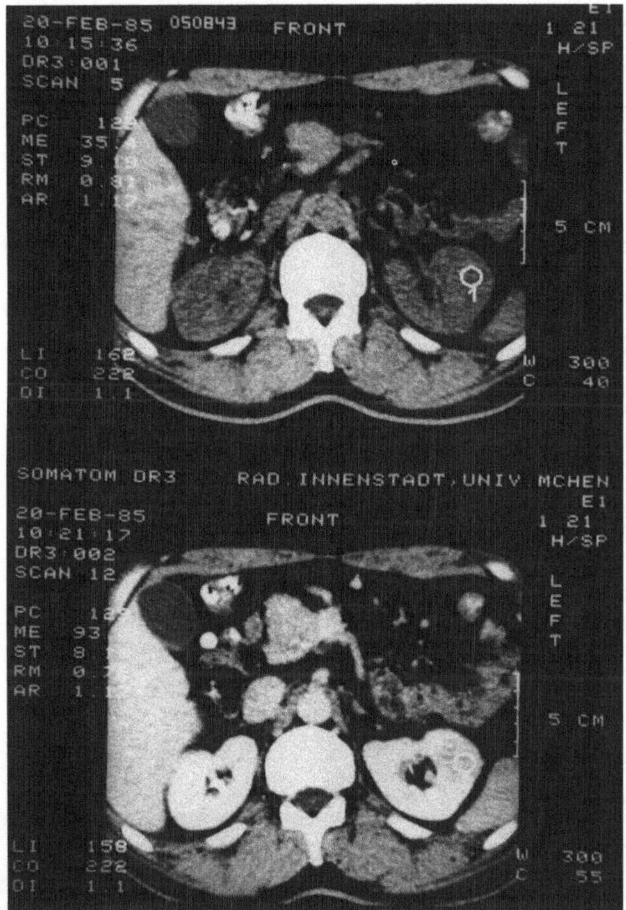

Abb. 3. Intraparenchymales Nierenkarzinom links, das im Nativ-CT isodens erscheint und erst nach intravenöser Kontrastmittelgabe abgrenzbar wird

der unterschiedlichen Signalintensität zum gesunden Nierenparenchym differenziert werden können.

Eine Problemregion für die Computertomographie stellen sowohl der obere wie auch der untere Nierenpol dar, bedingt durch Partialvolumen-Effekte bei der transversalen Schichtebene und unterschiedliche Atemexkursionen des Patienten. Solche

Abb. 1. Computertomogramm eines rechtsseitigen Nierentumors (nach intravenöser Kontrastmittelgabe in Bolustechnik): Glatt begrenztes, zentral nekrotisches Nierenkarzinom, das im Vergleich zum ventral liegenden Nierenparenchym eine deutlich niedrigere Kontrastmittelaufnahme aufweist. Als Nebenbefund parapelvine Zysten im Bereich der linken Niere

Abb. 2. Sonographie eines 2,5 cm großen Nierenkarzinoms im Bereich der rechten Niere mit ähnlichem Echomuster wie das umgebende Nierenparenchym bei jedoch deutlicher Vorbuckelung der Nierenkontur

DY1 002
SCAN 18
LEFT
5 CM
TI 4
KV 125
AS .31
SL 8
GT 0
TP -136 I1
SOMATOM DRH
RAD.UNIV.KLINIK MUENCHEN
27-FEB-87
13:54:35
DY1:001
SCAN 25
FRONT
LEFT
5 CM
a

Abb. 4

b1
b2

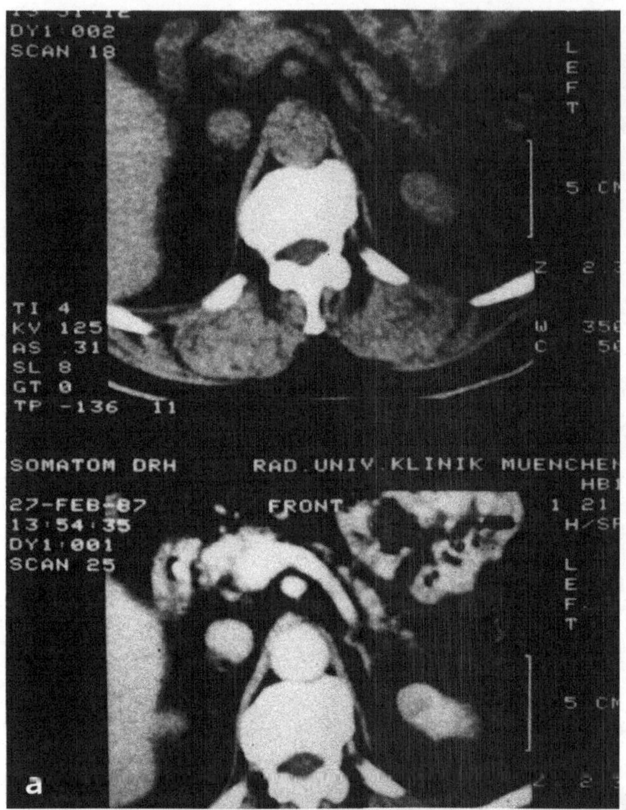

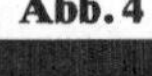

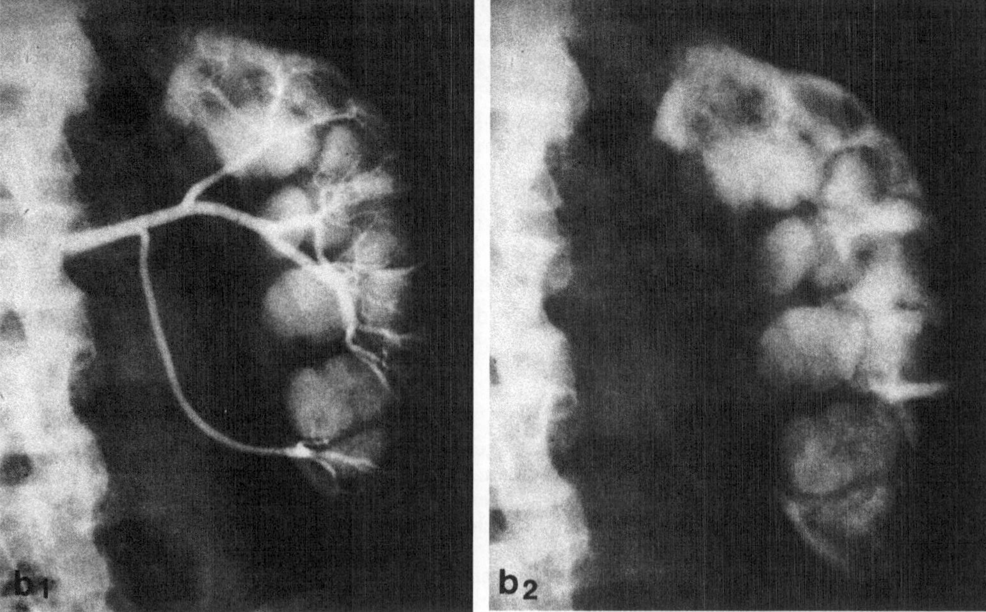

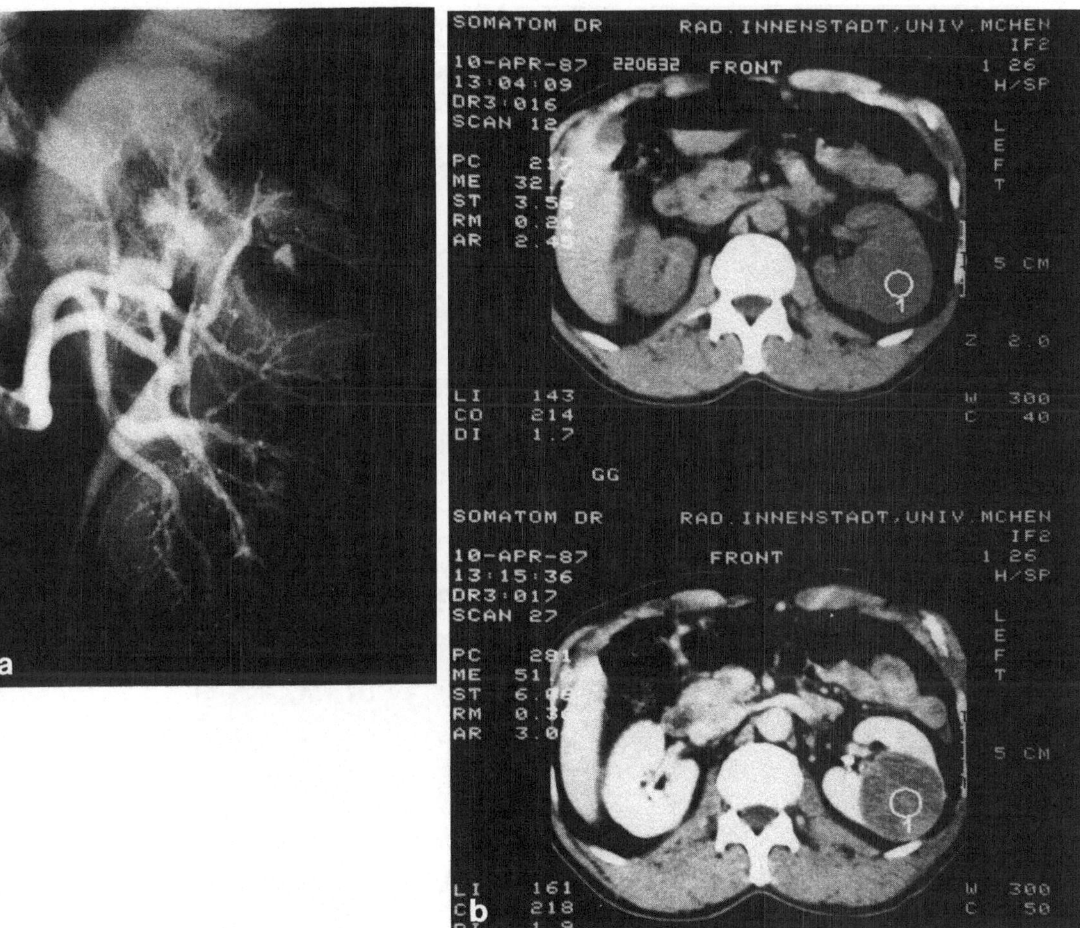

Abb. 5. a 55jährige Patientin mit einer 6 cm großen avaskulären Raumforderung im selektiven Angiogramm der linken Niere. **b** Computertomographie: Gering Kontrastmittel aufnehmender solider Nierentumor links

◁ **Abb. 4a, b.** Kleines Nierenkarzinom im Bereich des linken oberen Nierenpols bei einem 55jährigen Patienten mit Hydronephrose. **a** Computertomogramm: hypodense Raumforderung ventrocranial. **b** Angiographie: Raumforderung im Bereich des linken oberen Nierenpols mit pathologischem Gefäßbild

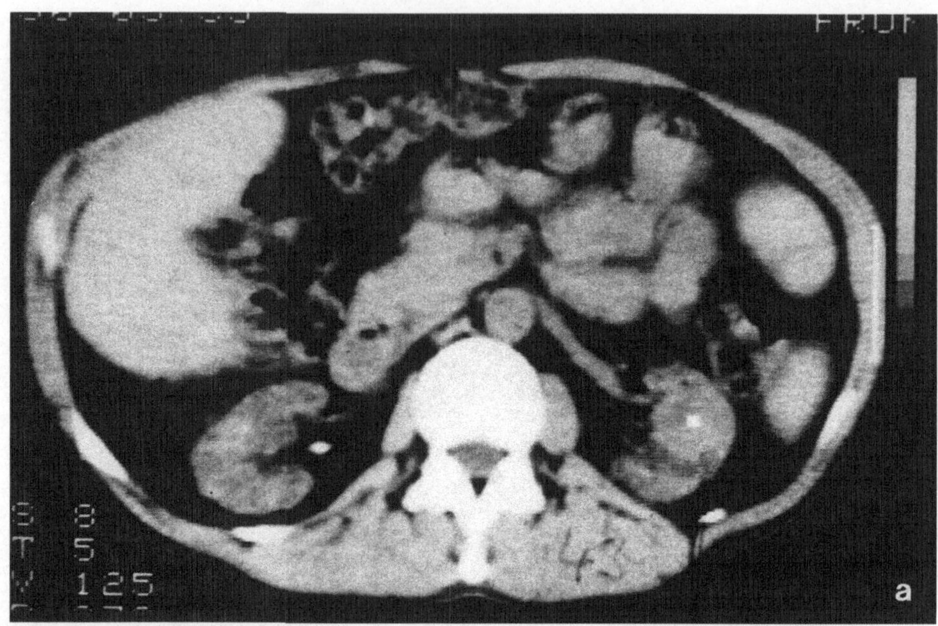

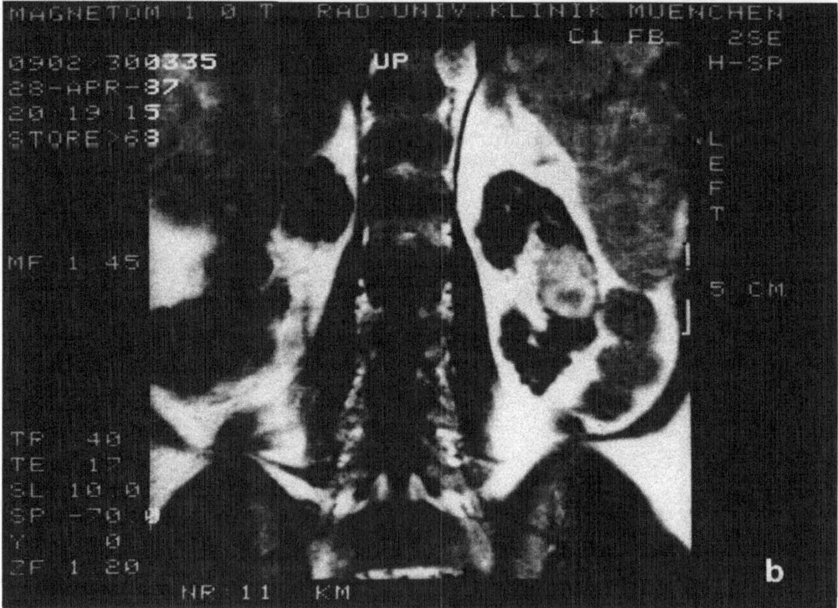

Abb. 6a, b. 52jähriger Patient mit chronischer Glomerulonephritis. **a** CT: Die computertomographische Untersuchung, die wegen der Niereninsuffizienz nur nativ durchgeführt wurde, zeigt eine Raumforderung im Bereich der linken Nierenmitte, die jedoch nicht weiter differenziert werden kann. **b** KST: Im frontalen Kernspintomogramm (nach intravenöser Kontrastmittelgabe von Gadolinium-DTPA) Darstellung eines deutlich Kontrastmittel aufnehmenden Nierenkarzinoms mit zentraler Nekrose

Raumforderungen stellen heute eine der wenigen Indikationen zum Einsatz der *Angiographie* in der Diagnostik des Nierenkarzinoms dar (Abb. 4).

Kleine avaskuläre Raumforderungen können dagegen, vor allem wenn sie zentral im Nierenparenchym liegen, angiographisch erhebliche Schwierigkeiten in der Bewertung verursachen. Eine sichere differentialdiagnostische Aussage bei avaskulären Raumforderungen ist angiographisch nicht möglich. Computertomographie und Kernspintomographie erlauben aufgrund der Möglichkeit der Gewebsdifferenzierung durch Dichtemessung bzw. Messung der Relaxationszeiten eine sichere Differenzierung zwischen zystischen und soliden Tumoren. Die Sonographie bietet ebenfalls die Möglichkeit einer Differenzierung zwischen zystischen und soliden Raumforderungen, wobei komplizierte Zysten mit Einblutungen jedoch differentialdiagnostische Schwierigkeiten bereiten können (Abb. 5).

Die Interpretation computertomographischer Befunde bei chronisch nierenkranken Patienten kann Schwierigkeiten bereiten, wenn aufgrund der Erhöhung der harnpflichtigen Substanzen sich eine intravenöse Kontrastmittelgabe verbietet (Abb. 6).

Differentialdiagnostische Schwierigkeiten können jedoch auch im Ultraschall bei echoreichen Raumforderungen bzw. in der Computertomographie bei nicht Kontrastmittel aufnehmenden Raumforderungen, die keine typischen Dichtewerte für Zysten aufweisen, auftreten. Nur in einem Teil der Fälle können dann morphologische Kriterien in der differentialdiagnostischen Bewertung weiterhelfen, wie z.B. Wandverkalkungen bei Blutungszysten. Eine sichere Abgrenzung einer komplizierten, d.h. einer Blutungszyste von einem nekrotisch zerfallenden Nierentumor ist jedoch in einem Teil der Fälle nicht möglich.

Bei der differentialdiagnostischen Abklärung von Raumforderungen der Niere müssen außer dem Nierenkarzinom jedoch auch andere tumoröse Veränderungen mit in Betracht gezogen werden.

Ein Lymphombefall der Nieren zeigt im Ultraschall in aller Regel eine echoarme und im Computertomogramm nach intravenöser Kontrastmittelgabe eine nur gering Kontrastmittel aufnehmende Raumforderung, die jedoch nur bei multiplem Auftreten in beiden Nieren und zusätzlichen Lymphknotenvergrößerungen paraaortal differentialdiagnostisch diagnostiziert werden kann.

Beidseitige Nierentumoren mit lakunenartiger Kontrastmittelaufnahme in der Angiographie, inhomogen Kontrastmittel aufnehmenden Raumforderungen in der Computertomographie und mit unterschiedlichem Echomuster im Ultraschall sollten an die Diagnose eines Morbus Hippel-Lindau denken lassen.

Sehr echoreiche Raumforderungen im Bereich der Nieren können in einzelnen Fällen im Ultraschall die Diagnose eines Angiomyolipoms wahrscheinlich erscheinen lassen. Aufgrund der besseren Gewebsdifferenzierung erlaubt die Computertomographie eine sichere Differenzierung zwischen soliden und fettigen Anteilen bei Angiomyolipomen.

Onkozytome lassen sich aufgrund morphologischer Kriterien und der Kontrastmittelaufnahme computertomographisch nicht von anderen soliden Nierentumoren differenzieren.

Im Rahmen des Stagings von Nierenkarzinomen müssen bei jedem Patienten die Nierenvenen und die Vena cava inferior dargestellt werden, um einen Tumorzapfen in diesem Bereich auszuschließen.

Tabelle 1. Treffsicherheit verschiedener Methoden

	US	CT	MR	Angio
Nierenkarzinom	85	95		85
Perirenaler Tu		83		68
Kavazapfen		75–82	87	75–87
Staging	70	81–91	90	61

Tabelle 2. Indikationen zur Kernspintomographie

1. Abklärung Kavazapfen und Infiltration von Nachbarorganen bei großen Tumoren
2. Differentialdiagnose Zyste/solider Tumor

Im transversalen Ultraschallbild läßt sich in einem Teil der Fälle die Nierenvene darstellen. Die Vena cava inferior läßt sich dagegen im Längsschnitt sonographisch immer eindeutig darstellen.

Zum Ausschluß eines Tumorzapfens im Bereich der Vena cava inferior besitzt die Kavographie eine sehr hohe Aussagekraft. Bei fraglichen Befunden sollte die Darstellung der Vena cava inferior jedoch in 2 Ebenen erfolgen.

Die computertomographische Darstellung der Vena cava inferior erfordert immer eine intravenöse Kontrastmittelgabe. Im Gegensatz dazu erlaubt die Kernspintomographie eine eindeutige Darstellung aller perfundierter Gefäße ohne Kontrastmittelgabe, da fließendes Blut in aller Regel signalfrei erscheint.

Ultraschall, Kavographie, Computertomographie und Kernspintomographie können mit einer ähnlichen Treffsicherheit Tumorzapfen in der Vena cava inferior nachweisen (Tabelle 1).

Der Vorteil der Kernspintomographie liegt in der Möglichkeit der freien Schichtorientierung und damit einer übersichtlicheren Darstellung der Ausdehnung des Tumors im Bereich der Vena cava inferior und im Einmündungsbereich in den rechten Vorhof.

Eine wesentliche Zusatzinformation läßt sich kernspintomographisch bei Patienten mit einem Tumorzapfen und einem Appositionsthrombus erreichen, die weder computertomographisch noch phlebographisch diagnostiziert werden kann. Aufgrund der unterschiedlichen Signalintensität von solidem Tumorgewebe und einem Appositionsthrombus kann dies kernspintomographisch eindeutig differenziert werden (Tabelle 2).

Zum Staging von Nierenkarzinomen gehört in jedem Fall die Erfassung der lymphogenen Metastasierung paraaortal. Zur Zeit stellt die Computertomographie weiterhin die Methode der Wahl zum Nachweis pathologisch vergrößerter Lymphknoten dar.

Tabelle 3. Spezifität verschiedener Methoden

	US	CT	Angio
Nierenkarzinom	75	100	100
Perirenaler Tu	80	100	80
Kavazapfen	100	100	100
Lymphknoten	94	100	100

Zusammenfassung

Eine Auswertung der Treffsicherheit der einzelnen Methoden für bestimmte diagnostische Kriterien zeigt, daß die Computertomographie von allen Methoden für alle diagnostischen Kriterien die beste Treffsicherheit aufweist. Inwieweit die Kernspintomographie in der Lage ist, die Computertomographie zu ersetzen, müssen jedoch erst noch größere Studien nachweisen (Tabelle 1).

Sensitivität und Spezifität von Ultraschall, Computertomographie und Angiographie für verschiedene Tumorkriterien zeigen ebenfalls, daß die Computertomographie aufgrund ihrer gleichmäßigen hohen Sensitivität und Spezifität die Methode der Wahl zum Staging des Nierenkarzinoms ist (Tabelle 3). Die Diagnostik des Nierenkarzinoms sollte daher folgendes Aussehen haben: Nach Ausscheidungsurogramm und Sonographie als Basis-Diagnostik zum Tumornachweis sollte sofort anschließend zum Staging eine Computertomographie mit intravenöser Kontrastmittelgabe durchgeführt werden. In aller Regel ist eine zusätzliche angiographische Untersuchung oder kernspintomographische Untersuchung nicht notwendig.

Als Indikation zur Kernspintomographie kann heute die Abklärung eines Tumorzapfens in der Vena cava, die Infiltration von Nachbarorganen bei großen Tumoren sowie die differentialdiagnostische Abklärung Zyste/solider Tumor angesehen werden (Tabelle 2).

Durch den Einsatz der Computertomographie sind die Indikationen zur Angiographie deutlich rückläufig. Lediglich vor geplanter Tumorausschälung oder vor Embolisation erscheint heute eine angiographische Abklärung noch unabdingbar.

Pathologie des Nierenzellkarzinoms

J. M. Gokel und M. Zwicknagl[1]

Die histogenetische Ableitung der Nierenzellkarzinome war über viele Jahrzehnte heftig umstritten. Die auf Grawitz [14] zurückgehende und unter dem Eindruck der damals vorherrschenden Theorie von Cohnheim entstandene Ansicht, daß Nierenzellkarzinome von versprengten Nebennierenresten ausgehen, ist heute unstrittig widerlegt. Elektronenmikroskopische [30] und tierexperimentelle [15] Untersuchungen konnten zweifelsfrei zeigen, daß Nierenzellkarzinome ihren Ausgang von Tubulusepithelien nehmen. Daher ist die frühere Bezeichnung „Hypernephrom" oder „hypernephroides Karzinom" heute als obsolet anzusehen und richtigerweise die Bezeichnung „Nierenzellkarzinom" zu verwenden. Da Nierenzellkarzinome häufig kein drüsiges Baumuster aufweisen, erscheint die Bezeichnung „Nierenzellkarzinom" zutreffender als die besonders im angloamerikanischen Schrifttum verbreitete Bezeichnung „renales Adenokarzinom".

Abgrenzung Adenom gegen Karzinom

Problematisch ist die Beurteilung von epithelialen Neoplasien der Niere ohne zelluläre Atypien. Anerkanntermaßen gibt es keine absolut zuverlässigen morphologischen Kriterien, um ein Adenom von einem Karzinom abgrenzen zu können. Neben dem Zelltyp und dem Vorkommen von zellulären Atypien stellt die Größe der jeweiligen Neoplasie ein weiteres wichtiges Kriterium dar [3]. Das Problem der schwierigen Abgrenzung zwischen einem Adenom und einem Karzinom haben Bennington und Beckwith [4] scheinbar dadurch gelöst, daß sie grundsätzlich die Existenz eines Adenoms ablehnen und prinzipiell jede epitheliale Neoplasie in der Niere als Karzinom bezeichnen. Diese prinzipielle Ablehnung der Existenz eines Adenoms erscheint aber nicht gerechtfertigt. Kleine subkapsuläre Rindenadenome sind beim Erwachsenen nicht selten und werden offenbar mit zunehmendem Lebensalter häufiger beobachtet. In verschiedenen Untersuchungsreihen wurden in 7% bis 22% aller Nieren Rindenadenome gefunden [1, 28, 40]. In Nieren mit erworbener polyzystischer Nephropathie nach langdauernder Haemodialyse kommen Nierenadenome häufiger als in unveränderten Organen vor [13, 17]. Bei vaskulären Schrumpfnieren korreliert die Häufigkeit von subkapsulären Rindenadenomen positiv mit dem Ausmaß der Parenchymvernarbung [7]. Alle diese epithelialen Neoplasien grundsätzlich als Karzinome zu bezeichnen, erscheint überzogen und würde unberechtigterweise eine große Bevölkerungsgruppe zu Trägern eines, wenn auch nur kleinen Karzinoms mit geringem Metastasierungsrisiko abstempeln. In der Praxis erscheint folgendes Vorgehen angebracht: Eine epitheliale Neoplasie mit hellen Tumorzellen, die von

[1] Pathologisches Institut der Universität, Thalkirchner Str. 36, D-8000 München 2

Das Nierenkarzinom. Hrsg. v. G. Staehler

den Zellen eines üblichen Nierenzellkarzinoms nicht zu unterscheiden sind, sollte unabhängig von der Größe als Karzinom oder zumindest als Neoplasie unklarer Dignität bezeichnet werden. Jegliche epitheliale Neoplasie mit zellulären Atypien und den Zeichen eines lokal aggressiven Wachstums ist ebenfalls unabhängig von der Größe als Karzinom anzusehen. Bei epithelialen Neoplasien mit tubulopapillärem Baumuster und kleinen basophilen Epithelzellen ohne Atypien erscheint bis zu einer Größe von 1 cm die Annahme eines gutartigen Verhaltens und die Bezeichnung als Adenom gerechtfertigt. Gleichartige Neoplasien mit einer Größe zwischen 1 und 3 cm sollten als Nierenzelltumor fraglicher Dignität bezeichnet werden [37]. Bei einer epithelialen Neoplasie von mehr als 3 cm Größe ist auch ohne zelluläre Atypien vorsichtshalber von einem Karzinom auszugehen und die Möglichkeit einer Metastasierung zumindest in Erwägung zu ziehen.

Sehr schwierig zu beantworten ist die Frage, ob aus einem Nierenadenom ein Karzinom hervorgehen kann und ob es in der Tat eine Adenom-Karzinomsequenz gibt, wie sie für Adenome und Karzinome des Dickdarms bekannt und akzeptiert ist [25]. Kuhn und Altwein [19] fanden in einer Literaturübersicht, daß bei großen, klinisch relevanten Adenomen in über 5% mit einem Karzinom zu rechnen ist. Murphy und Mostofi [27] konnten bei einer systematischen Untersuchung von 512 Nierenzellkarzinomen allerdings nur bei 6% aller Nierenzellkarzinome herdförmig Strukturen oder Gewebsreste nachweisen, die eine Entstehung aus einem vorausgegangenen Adenom und somit eine maligne Entartung möglich erschienen ließen. Ganz offenbar entsteht die weit überwiegende Anzahl der Nierenzellkarzinome nicht über die Abfolge einer Adenom-Karzinomsequenz.

Makroskopische und mikroskopische Befunde

Die Indikation zur Nephrektomie kann in aller Regel durch eine präoperative Diagnostik mit klinischen, radiologischen und nuklearmedizinischen Methoden gestellt werden. Die präoperative Diagnose eines Nierenzellkarzinoms durch eine Biopsie ist zwar grundsätzlich möglich, dürfte sich aber nur auf Ausnahmefälle beschränken, etwa auf Patienten mit einem hohen Operationsrisiko, bei denen mit anderen Maßnahmen die Diagnose nicht zu sichern ist [20]. Das theoretische Risiko einer Geschwulstzellverschleppung durch eine Biopsie mit nachfolgender Entwicklung einer Metastase ist prinzipiell anzuerkennen; allerdings steht dieses Risiko offenbar in keinem vernünftigen Verhältnis zu dem Nutzen, den die Biopsie bringt [2]. Eine intraoperative Schnellschnittuntersuchung kann hilfreich sein zum Ausschluß einer Metastase, oder wenn aufgrund des Angiographiebefundes ein Adenom erwartet wird und ggf. eine organerhaltende Tumorexstirpation möglich ist. Eine sorgfältige makroskopische und mikroskopische Untersuchung des Nephrektomiepräparats ist entscheidend, weil die durch histomorphologische Untersuchung festgestellte Tumorklassifikation mit Tumorgrading und Tumorstaging die entscheidende Grundlage für die Therapie und für die Abschätzung der Prognose darstellt.

Makroskopisch imponiert das Nierenzellkarzinom als rundlicher, knotig höckriger Tumor, der die Oberfläche unregelmäßig vorwölbt. Durch Kompression des umgebenden Nierenparenchyms ist das Karzinom meist relativ scharf abgegrenzt. Für den makroskopischen Aspekt der Schnittfläche ist ein buntes vielfältiges Er-

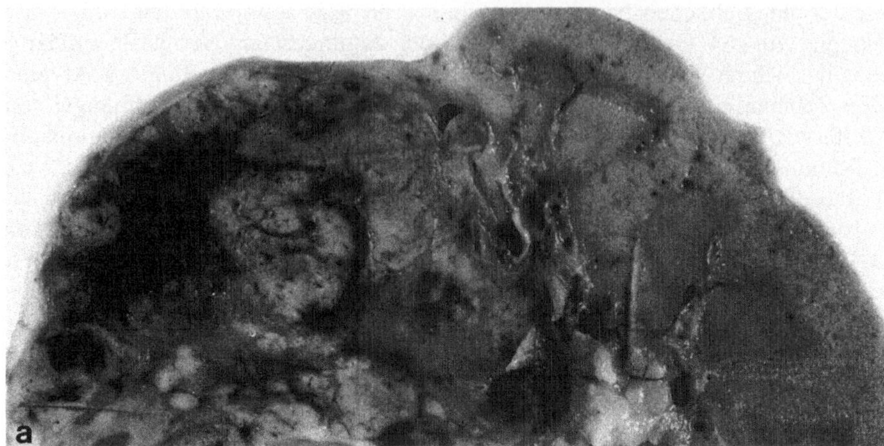

Abb. 1a–d. Nierenzellkarzinom. **a** Makroskopischer Aspekt eines Nierenzellkarzinoms *(links)* mit „bunter" Schnittfläche. Mikroskopische Aspekte verschiedener Nierenzellkarzinome *(rechts)*: **b** Solide Verbände von Karzinomzellen mit hellem Zytoplasma, **c** trabekuläre Komplexe von Karzinomzellen mit eosinophilem und granuliertem Zytoplasma, **d** anaplastisches Nierenzellkarzinom mit polymorphen, teilweise spindeligen Tumorzellen. **b–d** HE, × 480

scheinungsbild typisch (Abb. 1a). Hellgelbe bis gelb-weiße Areale wechseln mit grau-weißen Tumorbezirken, die mikroskopisch Tumorarealen mit unterschiedlichem Lipid- und Glykogengehalt entsprechen. Rote und rot-braune Tumorareale weisen auf frische bzw. ältere Blutungen und Nekrosen hin. Zystische Veränderungen sind häufig und stehen meistens mit Tumornekrosen in Zusammenhang. Fibrosebezirke und Abschnitte mit Vernarbungen, in denen in etwa 15% auch Verkalkungen vorkommen, imponieren makroskopisch als grau-weiße Bezirke von festerer Konsistenz.

Das Nierenzellkarzinom betrifft beide Nieren gleich häufig, und eine besondere Prädilektionsstelle in einem bestimmten Organbezirk ist nicht bekannt [31]. Bei etwa 5% der Fälle werden weitere Neoplasien in der betroffenen Niere beobachtet, wobei aber häufig eine ganz sichere Unterscheidung zwischen einer multizentrischen Karzinomentstehung, Satellitenknoten eines Primärtumors und intrarenalen Metastasen schwierig ist [18]. Bei etwa 1% aller Fälle findet sich ein bilaterales Nierenkarzinom [24]. In einer eigenen Untersuchungsserie von knapp 200 Nierenkarzinomen betrug die Tumorgröße zum Zeitpunkt der Operation bei 14% unter 3 cm, bei 26% bis 5 cm, bei 52% der Fälle zwischen 5 und 10 cm und bei 8% mehr als 10 cm im Durchmesser.

Auch mikroskopisch ist für die Nierenzellkarzinome ein heterogenes Bild hinsichtlich des Zelltyps und des Wachstumsmusters typisch. Es gibt kaum eine andere Neoplasie, die ein ebenso buntes und vielfältiges Erscheinungsbild bieten kann. Nach dem mikroskopischen Zellbild werden gängigerweise Tumorzellen mit einem hellen, optisch leeren Zytoplasma, Tumorzellen mit einem kräftig eosinrot angefärbten granuliertem Zytoplasma, kleine basophile Tumorzellen mit nur schmalem Zytoplasmasaum und spindelförmige Tumorzellen unterschieden (Abb. 1b–d).

Die hellen großen Tumorzellen haben eine polygonale, kubisch bis zylindrische Form und erinnern an Pflanzenzellen. Das Zytoplasma ist breit und enthält reichlich

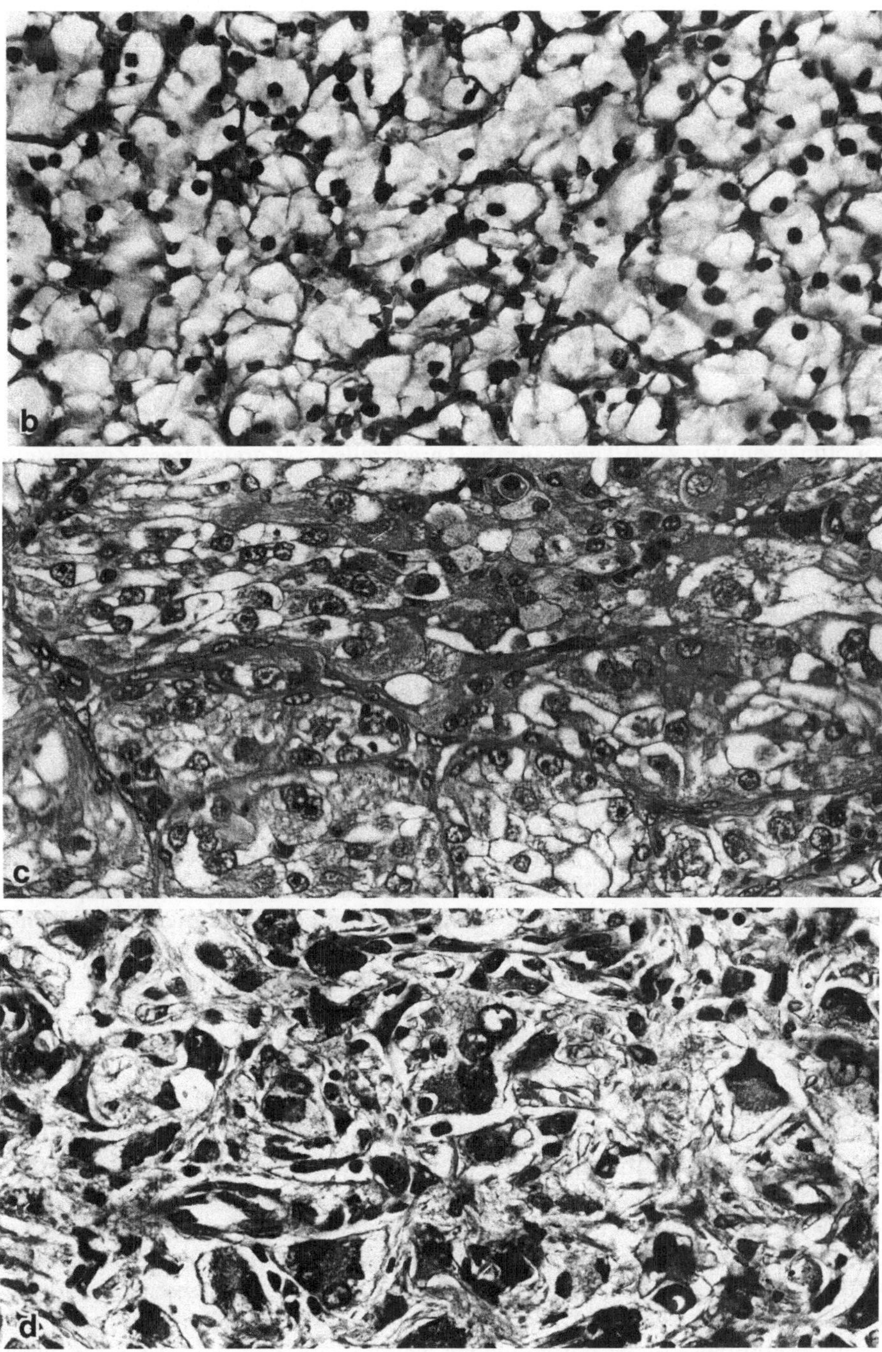

Abb. 1b–d

Lipide und Glykogen, die bei den üblichen histologischen Einbettungsverfahren herausgelöst werden. Die Zellkerne sind rund, klein und chromatindicht. Mitosen sind selten. Die hellen Tumorzellen sind überwiegend in soliden Komplexen, zuweilen auch in trabekulären Strängen gelagert. Auch ein tubulo-papilläres Wachstumsmuster heller Karzinomzellen ist möglich. Das Stromagewebe ist meist spärlich und besteht aus wenigen feinen kollagenen Fasern, die von dünnwandigen Kapillaren begleitet werden.

Tumorzellen mit granulärem Zytoplasma besitzen einen kräftig eosinrot angefärbten Zytoplasmasaum. Das granuläre Erscheinungsbild beruht auf dem reichlichen Vorkommen von Mitochondrien. Der Gehalt an Lipiden und an Glykogen ist geringer als bei den hellen Tumorzellen. Die Zellkerne sind üblicherweise etwas größer als in normalen Tubulusepithelien und tragen Nukleolen. Der Markierungsindex von Tumorzellen mit granulärem Zytoplasma ist fünffach höher als der von hellen Tumorzellen [33]. Aufgrund autoradiographischer Untersuchungen konnte eine Verdopplungszeit von 4–10 Tagen für die Tumorzellen mit granulärem Zytoplasma und von 50 Tagen für die Tumorzellen mit hellem Zytoplasma ermittelt werden [33]. Übergänge zwischen Tumorzellen mit hellem und granulärem Zytoplasma sind möglich und häufig.

Relativ selten werden kleine basophile Tumorzellen mit schmalem Zytoplasmasaum gefunden, die jenen Epithelien ähnlich sind, die in kleinen Rindenadenomen vorkommen. 3–14% aller Nierenzellkarzinome werden von diesem Zelltyp gebildet, wobei typischerweise ein papilläres Baumuster vorliegt. Derartige Tumoren fallen im Arteriogramm durch eine nur geringe bis fehlende Vaskularisierung auf und besitzen offenbar eine bessere Prognose [21].

Tumoren, die aus spindelförmig-anaplastischen Zellen aufgebaut sind, können leicht als Sarkome fehlgedeutet werden. Um dies zu vermeiden, ist es notwendig, alle sarkomatös erscheinenden Neoplasien der Niere besonders sorgfältig licht- und elektronenmikroskopisch zu untersuchen. Selbst kleine solide oder tubulo-papilläre Tumorareale mit Tumorzellen mit hellem Zytoplasma oder granuliertem Zytoplasmasaum reichen als Beweis für den epithelialen Charakter der Neoplasie aus und rechtfertigen die Bezeichnung „sarkomatoides Nierenzellkarzinom". Auch die feinstrukturellen Merkmale der spindelförmigen Tumorzellen weisen auf ein anaplastisches Karzinom hin. Die Häufigkeit des sarkomatoiden Nierenzellkarzinoms beläuft sich nach einer großen Studie von Farrow und Mitarbeitern [12] auf knapp 2% aller Nierenzellkarzinome.

Thoenes und Mitarbeiter [37] haben kürzlich, basierend auf einer sehr umfangreichen licht- und elektronenmikroskopischen Analyse von mehr als 500 Nierenkarzinomen eine neue Klassifizierung der Nierenzellkarzinome vorgelegt. Aufgrund zytomorphologischer Kriterien werden helle, chromophobe, chromophile, onkozytäre und spindelförmig/pleomorphe Tumorzellen sowie innerhalb des einzelnen Zelltyps z. T. weitere Subtypen und Differenzierungsgrade unterschieden. Legt man diese Klassifikation zugrunde, bestehen 68% der Nierenzellkarzinome aus hellen Tumorzellen unterschiedlicher Differenzierung. Bei 14% der Karzinome wird der chromophile und bei 4% der chromophobe Zelltyp gefunden. Die restlichen Fälle verteilen sich auf Mischformen, Onkozytome und nicht sicher klassifizierbare Tumoren. Ob sich diese neue aufwendige Klassifikation in der täglichen Routine bewähren wird und durchsetzen kann, bleibt abzuwarten.

Eine typische, aber seltene Besonderheit des Nierenzellkarzinoms ist eine im Primärtumor spontan, in Metastasen nach Nephrektomie auftretende partielle oder sehr selten auch vollständige Regression des malignen Tumorgewebes [22]. Dagegen sind regressive Veränderungen von geringerem Umfang mit Tumornekrosen und Zystenbildungen in Nierenzellkarzinomen häufig. Kommt es bei einer Tumorregression zu einem ausgedehnten zystischen Zerfall, kann eine Zyste vorgetäuscht und erst durch umfangreiche histologische Untersuchungen der wahre Charakter der Veränderung erkannt werden [31].

Bei etwa 30% der Patienten mit einer chronischen Niereninsuffizienz und langdauernder Haemodialyse entwickelt sich eine erworbene polyzystische Nephropathie. Neuerdings wird auf das gehäufte Vorkommen von Neoplasien in solchen Nieren hingewiesen, wobei es sich offenbar überwiegend um Adenome und vereinzelt auch um Karzinome handelt. Diese Neoplasien entwickeln sich teils mit, teils ohne Beziehung zu den Zystenbildungen [10, 13, 17, 39]. Die Möglichkeit, daß sich ein Nierenzellkarzinom in einer vorbestehenden Zyste entwickelt, ist nicht völlig zu verneinen, offenbar aber ein außerordentlich seltenes Ereignis [11, 23, 29].

Tumorgrading

Die Meinungen, inwieweit morphologische Kriterien für die Abschätzung der Prognose von Nutzen sind, gehen weit auseinander. Skinner und Mitarbeiter [35] bewerteten bei einer Studie von 329 Nierenzellkarzinomen das histologische Baumuster und setzten ein vierstufiges Grading-System ein, das im wesentlichen die Kernmorphologie berücksichtigte. Als Ergebnis dieser Studie ist festzuhalten, daß reine solide hellzellige Karzinome eine bessere Prognose haben als Karzinome mit Tumorzellen mit granuliertem Zytoplasma. Die Prognose der spindelförmigen Nierenzellkarzinome ist am schlechtesten. Weitgehend ähnliche Ergebnisse fanden auch Hermanek und Mitarbeiter [16], die allerdings ein dreistufiges Bewertungssystem einsetzten, in dem ebenfalls neben zytologischen Kriterien auch strukturelle Merkmale berücksichtigt wurden. Mit einem Grading, welches allein Zelltyp und Baumuster berücksichtigt (histologisches Grading), läßt sich die Prognose des Nierenzellkarzinoms nur unzuverlässig erfassen. Verschiedene Untersuchungen führten zu stark unterschiedlichen Ergebnissen, was nicht zuletzt auch darauf beruhen dürfte, daß das histologische Grading angesichts des typischerweise heterogenen Erscheinungsbildes der Nierenzellkarzinome schwierig durchzuführen und schlecht reproduzierbar ist [6, 36]. Exaktere Aussagen zur Prognose und besser reproduzierbare Resultate sind durch ein Kerngrading möglich [35, 36].

Tumorstaging

Für die Bestimmung der Tumorausbreitung steht das TNM-System der UICC zur Verfügung. Daneben bietet sich das klinisch bewährte Grading-System von Robson und Mitarbeitern [34] an: Stadium I: Tumor innerhalb der Organkapsel auf die Niere beschränkt, Stadium II: Infiltration des perinephrischen Fettgewebes, Stadium III: Regionäre Lymphknotenmetastasen und/oder Gefäßeinbruch in die Vena renalis oder Vena cava inferior und Stadium IV: Infiltration benachbarter Organe oder Fernmetastasen.

Metastasierung

Zum Zeitpunkt der Diagnosestellung liegen bereits bei 40–50% aller Nierenzellkarzinome Metastasen vor [5]. In abnehmender Häufigkeit sind folgende Organe von Metastasen betroffen: Lunge, Lymphknoten, Leber, Knochen und Nebenniere. Nach Erfahrungen von Mostofi und Davis [26] zeigen zum Zeitpunkt der Nephrektomie 30–40% der Nierenzellkarzinome makroskopisch einen Tumoreinbruch in die Nierenvene oder ihre Äste. Die Gefäßinvasion beim Nierenzellkarzinom ist von der Karzinomdifferenzierung abhängig. Bei gut differenzierten Karzinomen lag in 20%, bei mäßig differenzierten in 28% und bei nur gering differenzierten Karzinomen in 50% eine Gefäßinvasion vor [26].

Neben einer Ausbreitung des Nierenzellkarzinoms per continuitatem in benachbarte Organe sind folgende andere Wege der Metastasierung wichtig: 1. Die lymphogene Metastasierung über die regionären Lymphknoten, 2. Die lymphogen-hämatogene Metastasierung über die Cisterna chyli und den Ductus thoracicus zum rechten Herzen und in die Lungen, 3. Die hämatogene Metastasierung durch Geschwulsteinbruch in Gefäße mit a) retrograder Karzinomverschleppung über die Vena spermatica oder die Vena ovarica zu den Genitalorganen, b) einer Ausbreitung über die paravertebralen Venenplexus in das Skelettsystem, c) orthograder Karzinomverschleppung über die Vena cava inferior zur Lunge und d) arterieller Karzinomausbreitung nach Passage des Lungenfilters mit Metastasen im großen Kreislauf.

Rund 95% aller Patienten mit Nierenzellkarzinom zeigen bei der Obduktion Metastasen. Am häufigsten sind betroffen die Lunge in 55%, die Lymphknoten in 34%, die Leber in 33%, das Skelettsystem in 32%, die Nebennieren in 19% und die kontralaterale Niere in 11% [4].

Das Nierenzellkarzinom gehört neben dem Mammakarzinom, dem hochdifferenzierten Schilddrüsenkarzinom und dem malignen Melanom zu einer Gruppe maligner Tumoren mit Neigung zu Spätmetastasen [9]. Selbst 10 bis 30 Jahre nach Tumornephrektomie sind bei klinisch symptomlosem Krankheitsverlauf Spätmetastasen von Nierenzellkarzinomen möglich und beschrieben. Isolierte Spätmetastasen können ohne klinische Symptome und ohne weitere Wachstumstendenz jahrelang unverändert bestehen bleiben. Bekannt ist auch die Tatsache, daß Metastasen von Nierenzellkarzinomen zuweilen in ganz ungewöhnlicher Lokalisation auftreten können. Solche Metastasen, insbesondere wenn sie als Spätmetastasen etwa in der Galea, der Mamma, der Vagina, der Zunge, den Tonsillen oder der Haut auftreten, können erhebliche Schwierigkeiten in der Abgrenzung zu primär ortsständig entstandenen Neoplasien oder zu Metastasen anderer Abkunft bereiten.

Prognose

Die Prognose des Nierenzellkarzinoms ist insgesamt gesehen schlecht. Bezogen auf nicht weiter selektionierte Nierenkarzinome beträgt die Überlebensrate 10 Jahre nach Tumornephrektomie nur 20–30% [6, 34]. Mostofi und Davis [26] geben für 2, 5 und 10 Jahre Überlebensraten von 67, 50 und 34% an. Wenn zum Zeitpunkt der Nephrektomie keine Metastasen vorliegen, beträgt die Überlebensrate nach fünf Jahren 44 und nach 10 Jahren noch 33%. Bei der Stadieneinteilung nach Robson ergab sich in einer Untersuchung und Zusammenstellung von DeKernion und Berry [8] eine 5-Jahresüberlebensrate von 60 bis 76% für Stadium I, von 47–65% für Stadium II und von 35–51% für Stadium III.

Eine Infiltration des perirenalen Fettgewebes ist ein prognostisch ungünstiger Befund. Die 10-Jahresüberlebensrate beläuft sich ohne Infiltration des perirenalen Fettgewebes auf 56% und mit perirenaler Infiltration auf 14%.

Bei Befall der regionären Lymphknoten leben nach fünf Jahren noch 33% der Patienten [8]. Wenn zum Zeitpunkt der Nephrektomie nur 1–5 regionäre Lymphknoten von Metastasen betroffen sind, beträgt die 5-Jahresüberlebensrate noch 37%, während bei ausgedehnter Metastasierung in die paraaortalen und paracavalen Lymphknoten nach 5 Jahren nur noch 2% der Patienten am Leben sind [32]. Offenbar weitgehend ohne Bedeutung für die Prognose des Nierenzellkarzinoms sind das Alter, das Vorkommen von Verkalkungen im Tumor und nach Ansicht einiger Autoren auch das Geschlecht des Patienten. Auch die absolute Größe des Karzinoms ist für die Prognose wesentlich weniger relevant als die Tatsache, ob das Nierenzellkarzinom gut abgegrenzt oder lokal infiltrierend gewachsen ist.

Literatur

1. Apitz K (1944) Die Geschwülste und Gewebsmißbildungen der Niere. III. Die Adenome. Virchows Arch Pathol Anat 311:328–359
2. Bekanntmachung der Bundesärztekammer (1980) Stellungnahme der Ad-hoc-Kommission des wissenschaftlichen Beirates der Bundesärztekammer: Metastasenförderung durch diagnostische Gewebsentnahme (Biopsie)? Dtsch Ärzteblatt 77:1460–1467
3. Bell ET (1950) Renal diseases, 2nd edn. Lea & Febiger, Philadelphia
4. Bennington JL, Beckwith JB (1975) Tumors of the kidney, renal pelvis and ureter. Atlas of tumor pathology, 2nd Ser, Fasc 12. Armed Forces Institute of Pathology, Washington DC
5. Bennington JL, Kradjian RM (1967) Renal adenocarcinoma. Saunders, Philadelphia
6. Böttiger LE (1970) Prognosis in renal carcinoma. Cancer 26:780–787
7. Budin RE, McDonnell PJ (1984) Renal cell neoplasms. Arch Pathol Lab Med 108:138–140
8. DeKernion JB, Berry D (1980) The diagnosis and treatment of renal cell carcinoma. Cancer 45:1947–1956
9. Dhom G (1982) Latente Metastasen. In: Schmähl D (Hrsg) Krebsmetastasen. Thieme, Stuttgart New York, S 34–44
10. Dunnill JS, Millard PR, Oliver D (1977) Acquired cystic disease of the kidneys: a hazard of long-term intermittent maintenance hemodialysis. J Clin Pathol 30:868–877
11. Emmett JL, Levine SR, Woolner LB (1963) Coexistence of renal cyst and tumour incidence in 1007 cases. Br J Urol 35:403–410
12. Farrow GM, Harrison EG, Utz DC (1968) Sarcomas and sarcomatoid and mixed malignant tumors of the kidney in adults, Part III. Cancer 22:556–563
13. Fayemi AO, Ali M (1980) Acquired renal cysts and tumors superimposed on chronic primary kidney diseases. Pathol Res Pract 168:73–83
14. Grawitz PA (1883) Die sogenannten Lipome der Niere. Arch Pathol Anat 93:39–63
15. Hard GC, Butler WH (1971) Morphogenesis of epithelial neoplasms induced in the rat kidney by dimethylnitrosamine. Cancer Res 31:348–365
16. Hermanek P, Sigel S, Chlepas S (1976) Combined staging and grading of renal cell carcinoma. Z Krebsforsch 87:193–196

17. Hughson MD, Hennigar GR, McManus JF (1980) Atypical cysts, aquired renal cystic disease, and renal cell tumors in end stage dialysis kidneys. Lab Invest 42:475–480
18. Jacobs SC, Berg SJ, Lawson RK (1980) Synchronous bilateral renal cell carcinoma. Total surgical excision. Cancer 46:2341–2345
19. Kuhn FP, Altwein JE (1980) Nierenadenome: Dignität, Klinik und Therapie. Urol Int 35: 258–270
20. Leder LD, Richter JH, Stambolis CH (1979) Pathology of renal and adrenal neoplasms. In: Löhr E (eds) Renal and adrenal tumors. Springer, Berlin Heidelberg New York, pp 1–68
21. Mancilla-Jimenez R, Stanley RJ, Blath RA (1976) Papillary renal cell carcinoma: a clinical, radiologic and pathologic study of 34 cases. Cancer 38:2469–2480
22. McLeod DG, Skoog StJ (1984) Spontaneous regression of renal cell carcinoma: Myth or reality? In: Javadpour N (ed) Cancer of the kidney. Thieme, Stuttgart New York
23. Melicow MM, Becker JA (1967) Radiographic simulation of certain solid tumors of the renal corpus to renal cyst. J Urol 97:592–610
24. Moertel CG, Dockerty MB, Baggenstoss AH (1961) Multiple primary malignant neoplasms. III. Tumors of multicentric origin. Cancer 14:238–248
25. Morson BC (1974) The polyp-cancer sequence in the large bowel. Proc R Soc Med 67:451–457
26. Mostofi FK, Davis CJ (1984) Pathology of tumors of the kidney. In: Javadpour N (ed) Cancer of the kidney. Thieme, Stuttgart New York, pp 15–31
27. Murphy GP, Mostofi FK (1970) Histologic assessment and clinical prognosis of renal adenoma. J Urol 103:31–36
28. Newcomb WD (1936) The search for truth, with special reference to the frequency of gastric ulcer cancer and the origin of Grawitz-tumors of the kidney. Proc R Soc Med 30:113–136
29. Norfray JF, Chan PK, Failma R, Cross RR (1981) Carcinoma in a renal cyst: computed tomography diagnosis. J Urol 125:102–104
30. Oberling C, Riviere M, Hagueneau F (1960) Ultrastructure of the clear cells in renal carcinomas and its importance for the demonstration of their origin. Nature 186:402–403
31. Olsen St (1984) Tumors of the kidney and urinary tract. Munksgaard, Copenhagen
32. Petkovic S (1980) The value of tumor tissue penetration into the renal veins and lymph nodes as anatomical classification and kidney tumor prognostic parameters. Eur Urol 6:289–292
33. Rabes HM, Carl P, Meister P, Rattenhuber U (1979) Analysis of proliferative compartments in human tumors. I. Renal adeno-carcinoma. Cancer 44:799–813
34. Robson CJ, Churchill BM, Anderson W (1969) The results of radical nephrectomy for renal cell carcinoma. J Urol 101:297–301
35. Skinner DG, Colvin RB, Vermillion CD, Pfister RC, Leadbetter WF (1971) Diagnosis and management of renal cell carcinoma. A clinical and pathologic study of 309 cases. Cancer 28: 1165–1177
36. Syrjänen K, Hjelt L (1978) Grading of human renal adenocarcinoma. Scand J Urol Nephrol 12:49–56
37. Thoenes W, Störkel S, Rumpelt HJ (1986) Histopathology and classification of renal cell tumors (adenomas, oncocytomas and carcinomas). Pathol Res Pract 181:125–143
38. Wallace AC, Nairn RC (1972) Renal tubular antigens in kidney tumors. Cancer 29:977–981
39. Warter AL (1983) Recent progress in the pathological anatomy of cancers of the kidney. Prog Surg 17:32–57
40. Xipell JM (1971) The incidence of benign renal nodules: a clinicopathological study. J Urol 106:503–506

Organerhaltende Tumorresektion des Nierenzellkarzinoms

L. Röhl und G. Riedasch[1]

Als Alternative zur radikalen Tumornephrektomie ist die organerhaltende Tumorresektion bei synchron oder asynchron auftretenden bilateralen Nierenzellkarzinomen oder bei Patienten mit funktioneller Solitär- bzw. Restniere indiziert. 100 Jahre nach der ersten geplanten partiellen Nierenexstirpation durch Vincent Czerny in Heidelberg [2], kommen für diese Operationsmethode etwa 2% aller Patienten mit einem Nierenzellkarzinom in Betracht [3]. Bei zentral liegenden und schlecht abgrenzbaren Tumoren bietet sich die extrakorporale Tumorexstirpation auf einer „work bench" an [7, 8, 12]. Tumoren, die durch eine peritumoröse Kapsel gegenüber dem Parenchym abgegrenzt sind, können durch eine Tumorresektion der Niere „in situ" entfernt werden [4, 6, 9, 10].

Patienten und Methodik

Im Zeitraum von 1974–April 1987 wurden insgesamt 129 Patienten primär unter der Verdachtsdiagnose eines Nierenzellkarzinoms organerhaltend operiert. In 14 Fällen stellten sich histologisch Adenome, Angiomyolipome bzw. Nierenbeckenkarzinome dar. Bei 3 Patienten, bei denen wegen ausgedehnten Tumorbefalls eine Organerhaltung nicht möglich war, erfolgte primär eine Tumornephrektomie, bei 7 Patienten sekundär aufgrund postoperativer Komplikationen. So konnten letztlich 105 Patienten im Alter von 39–80 Jahren (Mittelwert 58,5 Jahre) ausgewertet werden, davon 78 Tumoren in Einzelnieren und 27 mit bilateralen Nierentumoren (Tabelle 1). Bei 91 Patienten wurde die Tumorexstirpation in situ, bei 14 Patienten die extrakorporale Tumorentfernung mit nachfolgender Autotransplantation angewandt.

Beim *extrakorporalen Vorgehen* wurde die Niere von einem Flankenschnitt bzw. transperitoneal entfernt und mit einer auf 4°C abgekühlten Collins-Lösung perfun-

Tabelle 1

	Tumorresektion	
	in situ	extrakorporal
Bilaterale Tumoren	24	3
Tumor in funktioneller Einzelniere	18	3
Tumor in anatomischer Einzelniere	49	8
Summe	91	14

[1] Urologische Universitätsklinik, Im Neuenheimer Feld 110, D-6900 Heidelberg

Das Nierenkarzinom. Hrsg. v. G. Staehler

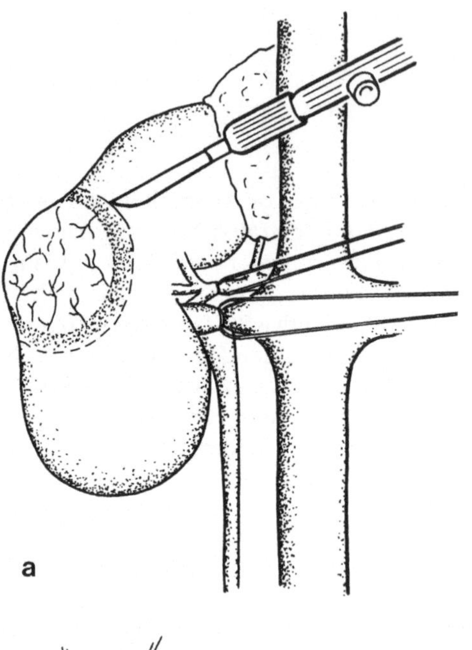

Abb. 1a–c. Resektionsenukleation in situ. **a** Elektrische Inzision des Nierenparenchyms ca. 1 cm vom Tumorrand. **b** Nach Tumorentfernung Verschluß des eventuell eröffneten Hohlraumsystems und Vorlegen von durchgreifenden Parenchymnähten mit Catgut 0. **c** Knoten der adaptierenden Parenchymnähte über geflochtene Tabotampstreifen

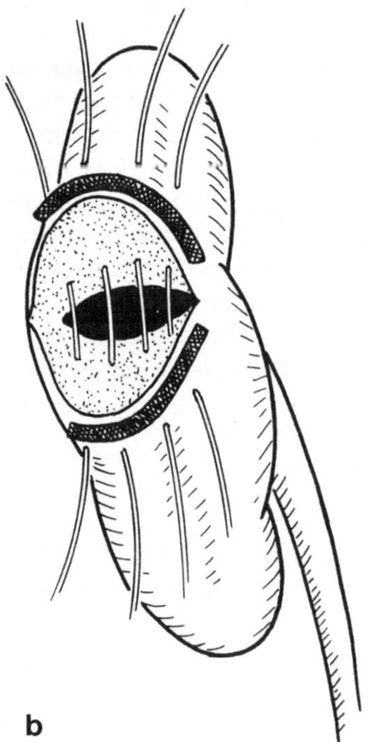

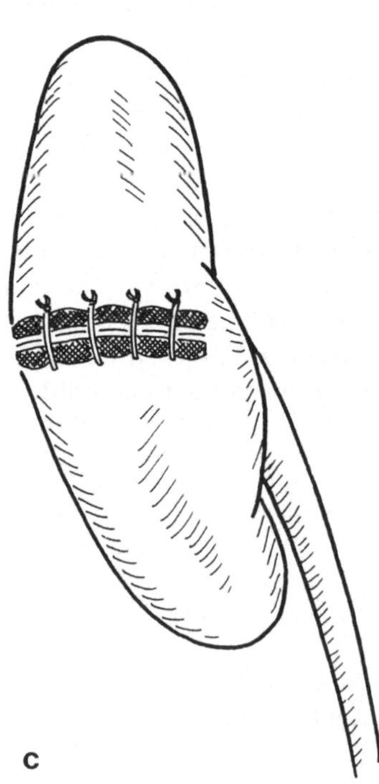

diert. Anschließend wurde der Tumor auf einem Arbeitstisch unter ständiger Kühlung exstirpiert. Die mit der Perfusionsunterkühlung erreichte Ischämietoleranz ermöglichte mittels mikrochirurgischer Techniken plastische Rekonstruktionen des Hohlraumsystems und der Gefäße. Nach der Tumorexstirpation erfolgte in Analogie zur Nierentransplantation die Implantation in die kontralaterale Fossa iliaca.

Weniger aufwendig ist die Tumorresektion als sogenannte *Resektionsenukleation in situ*. Sie setzt allerdings eine vollständige Abgrenzung gegenüber dem Parenchym durch eine peritumoröse Kapsel voraus. Dabei werden nach Freipräparation der Niere die Gefäße mit einem Zügel temporär abgeklemmt. Dann wird das Parenchym ca. 1 cm vom Tumorrand elektrisch inzidiert und der Tumor einschließlich Kapsel unter Mitnahme des peritumorösen Gewebes kegelförmig exstirpiert (Abb. 1a). Die Schnellschnittuntersuchungen garantieren die Exstirpation in sano. Anschließend erfolgt die Koagulation des Exzissionsgrundes, besonders im Bereich des peri-pelvinen Fettgewebes. Es werden dann größere arterielle Gefäße ligiert und/oder umstochen und das eventuell eröffnete Hohlraumsystem verschlossen. Nach durchgreifenden adaptierenden Parenchymnähten mit Catgut 1 (Abb. 1b), die über geflochtenen Tabotampstreifen geknotet werden, erfolgt die Gefäßfreigabe (Abb. 1c). Da die Tumorexstirpation in situ innerhalb von 20–30 Minuten abgeschlossen war, wurde auf eine routinemäßige Abkühlung der Niere verzichtet.

Folgende bildgebende bzw. *Funktionsdiagnostik* ist bei der Erwägung der organerhaltenden Niereneingriffe unabdingbar: Neben der Ausscheidungsurographie und der Sonographie ist die Darstellung der Nieren- und Tumorgefäße durch Angiographie bzw. DSA wichtig, da hiervon nicht nur das taktische Vorgehen des Operateurs abhängt, sondern auch eine Aussage über Tumorinvasion und Parenchymerhalt möglich ist. So läßt sich meist anhand des charakteristischen Gefäßmusters die Abgrenzung des Tumors gegenüber dem gesunden Nierenparenchym beurteilen. Noch eindeutiger ist dies durch ein Computertomogramm mit Kontrastmittelbolus möglich, da sich hierbei die Tumorkapsel scharf vom gesunden Nierenparenchym abhebt. Um die Nierenfunktion in den tumorfreien und den Funktionsausfall in den tumorbefallenen Abschnitten der Niere ermitteln zu können, hat sich die Nierenfunktion unter Verwendung der „regions of interest-Technik“ bewährt. Bei dieser Szintigraphie erfolgt neben der Sichtbarmachung der Lage und Form sowie Größe der Nieren eine Berechnung der relativen tubulosekretorischen Funktion an der tumortragenden bzw. tumorfreien Region. Diese läßt beurteilen, ob sich vor bzw. hinter dem Tumor funktionstüchtiges Nierenparenchym befindet und ob nach der Exstirpation mit einem ausreichenden Funktionsanteil zu rechnen ist.

Um bei der Tumorresektion den intraoperativen Blutverlust besonders aus venösen Gefäßen zu reduzieren und damit das Operationsfeld übersichtlicher zu halten, wird die Blutzirkulation wie oben beschrieben durch Anzügeln des Nierenstiels temporär unterbrochen. Zur Vermeidung von ischämischen Funktionsstörungen sind dann *renoprotektive Maßnahmen* erforderlich [1]. Wichtig ist eine ausreichende intraoperative Flüssigkeits- und Elektrolytsubstitution. Die Hypothermie stellt das einfachste Verfahren zur Verlängerung der Ischämietoleranz dar. Diese kann entweder durch eine transluminale Perfusion nach Ballon-Okklusion mittels abgekühlter Ringer-Laktat-Lösung oder durch eine externe Oberflächenkühlung der Niere mit Eis erzielt werden. Bei unseren in situ Resektionen mit einer mittleren Ischämie von 24 Min. war in keinem Fall eine Hypothermie erforderlich. Aufgrund experi-

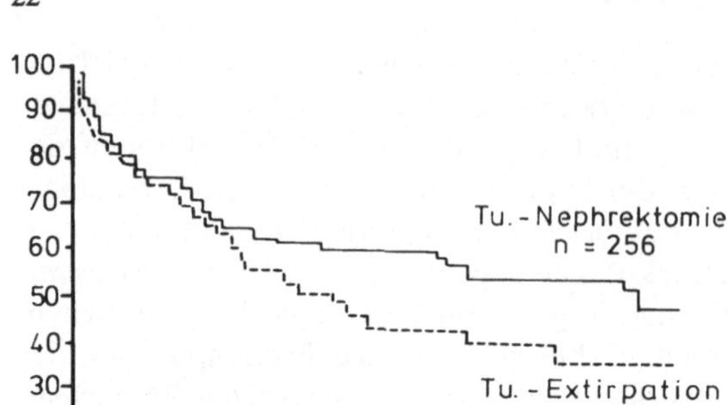

Abb. 2. Vergleich der Überlebenskurven nach Kaplan-Mayer von Patienten nach radikaler Tumornephrektomie und organerhaltender Tumorresektion

menteller und klinischer Untersuchungen in unserer Klinik wurden routinemäßig eine pharmakologische Renoprotektion mit Gabe von Dopamin, Mannitol und Furosemid durchgeführt. Alpha-Blocker, Inosin und Kalziumantagonisten wurden bisher nur experimentell eingesetzt.

Ergebnisse

Im Folgenden wurden 71 Patienten ausgewertet, die von 1974–1984 organerhaltend operiert wurden. Bei einer mittleren Beobachtungszeit von 45 Monaten lebten am 31.12.1984 noch 33 Patienten, das sind 48%, mit einer funktionierenden Niere. 2 Patienten befanden sich an der Dialyse, ein Patient wurde erfolgreich transplantiert. Bei 23 der 35 Verstorbenen war das metastasierende Nierenzellkarzinom die Todesursache.

Bei der kumulativen Überlebensrate nach Kaplan-Mayer wurden alle 71 Patienten mit einer organerhaltenden Tumorexstirpation verglichen mit der Überlebensrate derjenigen von 256 in der Urologie Heidelberg tumornephrektomierten Patienten der Jahre 1966–1980 (Abb. 2) [4]. Für die tumornephrektomierten Patienten mit gesunder kontralateraler Niere wurde eine 5-Jahres-Überlebensrate von 55% errechnet, für die Patienten mit organerhaltender Tumornephrektomie betrug diese 41%. Geht man davon aus, daß beide Patientenkollektive in puncto Fernmetastasen und Lymphknotenbefall vergleichbar waren, sprechen diese Ergebnisse für die Richtigkeit des eingeschlagenen Weges bei der organerhaltenden Tumorresektion.

Welche Faktoren bestimmen die Prognose bei diesem problematischen Patientengut?

Bei der Überlebenskurve in Abhängigkeit der T-Klassifikation wurde das T_1- und das T_2-Stadium zusammengefaßt, da hinsichtlich der 5-Jahres-Überlebensrate mit 50% kein Unterschied festzustellen war. Das T_3-T_4-Stadium wies mit 21% eine sichtbar schlechtere Prognose auf. Bei 13 der 71 Patienten (19,4%) lagen zum Zeitpunkt der Operation hämatogene Fernmetastasen vor. Die Überlebenskurven der Patien-

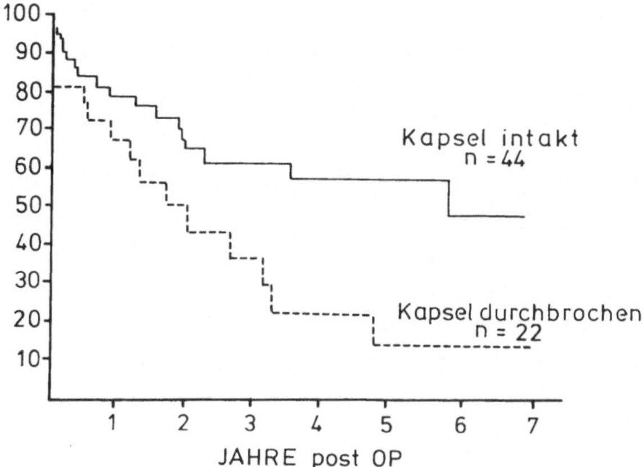

Abb. 3. Vergleich der Überlebenskurven nach Kaplan-Mayer von Patienten nach organerhaltender Tumorresektion mit intakter Kapsel und durchbrochener Kapsel

ten mit verschiedenen Metastasenstadien zeigen, daß alle 5 Patienten mit einem M_2-Stadium, definiert als multiple Filiae in einem Organ, innerhalb der ersten 16 postoperativen Monate starben. Nach 5 Jahren lebten noch 47% der Patienten mit einem M_0-Stadium, hingegen nur 3 von 8 Patienten mit einem M_1-Stadium.

Große prognostische Aussagekraft hat nicht nur der Nachweis einer Tumorinfiltration von Vena cava und Nierenvene, sondern vor allem der mikroskopische Nachweis von Veneneinbrüchen an der Kapsel-/Tumorgrenze. Nach 5 Jahren waren nur noch 28% der Patienten mit Veneninfiltrationen am Leben.

Wesentlich für den Erfolg der Tumorresektion und damit für die Prognose war die Entfernung des Tumors samt Kapsel in toto. 44 Patienten zeigten eine erhaltene Tumorkapsel. Die 5-Jahres-Überlebensrate lag bei diesen Patienten ähnlich wie bei den radikal operierten bei 57%. Dagegen lebten von den 22 Patienten mit durchbrochener Tumorkapsel nach 5 Jahren nur noch 14% (Abb. 3).

Patienten mit Tumoren in Solitärnieren haben eine bessere Prognose als Patienten mit bilateralen Tumoren. Weiterhin ist die Prognose deutlich schlechter, wenn die kontralaterale Niere wegen eines Tumors entfernt worden war (asynchrone, bilaterale Tumoren) [3, 4, 11].

Diskussion

Am ehesten geeignet für einen Vergleich mit diesen Ergebnissen ist die Publikation von Marberger [4], bei der es sich um eine Sammelstatistik aus 7 europäischen Kliniken handelt, in der fast ausschließlich Patienten ohne Metastasen berücksichtigt sind. Patienten mit unilateralen Nierentumoren hatten auch hier die bessere Prognose im Vergleich zu Patienten mit bilateralen synchronen und asynchronen Tumoren.

Die Bedeutung der Tumorkapsel für die organerhaltende Nierenchirurgie stellte erstmals Rosenthal et al. [9] heraus. In Übereinstimmung mit eigenen Beobachtungen fanden sie bei ihren histologischen Untersuchungen, daß kleine Tumoren bis 3 cm Durchmesser von einer kontinuierlichen „Pseudokapsel" umgeben waren, die von größeren Tumoren oft durchbrochen wurde. Da auch Tumorinfiltrationen in diese peritumoröse Kapsel sowie in das umgebende Nierenparenchym nachgewiesen werden konnten, bevorzugen wir die oben beschriebene kegelförmige Resektionsenukleation und konnten so eine Exzission im Gesunden gewährleisten, was durch zahlreiche polytop entnommene benigne Schnellschnitte und eine erstaunlich geringe lokale Rezidivrate von 11% beweisbar ist.

Durch diese Resektionsenukleation unter Mitnahme peritumorösen Gewebes kann eine organerhaltende Tumorexstirpation bei bilateralen und Nierenzellkarzinomen in Solitärnieren unter kurativer Zielsetzung erfolgen. Dieses operative Vorgehen läßt annähernd gleiche Überlebensraten erwarten wie die radikale Tumornephrektomie. Wegen der geringeren Komplikationsrate (24% vs. 77%) sollte die in situ Tumorresektion der extrakorporalen Tumorentfernung vorgezogen werden.

Literatur

1. Dreikorn K, Horsch Röhl L (1984) Allgemeine pharmakologische und operationstechnische renoprotektive Maßnahmen bei der Operation von Nierenbecken-Ausgußsteinen. Verh Dtsch Ges Urol 36:29–35
2. Herczel E (1890) Über Nierenexstirpation. Bruns Beitr Klin Chir 6:485–543
3. Marberger M (1980) Organerhaltende Chirurgie beim Nierenzellkarzinom. Akt Urol 11:325–334
4. Marberger M, Pugh RCB, Auvert J, Bertermann H, Constantini A, Gammelgaard PA, Petterson S, Wickham JEA (1981) Conservative surgery of renal carcinoma: The EIRSS experience. Br J Urol 53:528–532
5. Marshall FF, Taxy JB, Fishman EK, Chang R (1986) The feasibility of surgical enucleation for renal cell carcinoma. J Urol 135:231–234
6. Novick A, Zincke H, Neves RJ, Tobley HM (1986) Surgical enucleation for renal cell carcinoma. J Urol 135:235–237
7. Röhl L (1981) Extracorporeal surgery for renal tumors. In: Wickham JEA (ed) Intrarenal surgery. Churchill-Livingstone, London
8. Röhl L, Dreikorn K, Heering H (1979) Organerhaltende Chirurgie bei der Behandlung von Nierentumoren in Solitärnieren und doppelseitigen Nierentumoren. Helv Chir Acta 46:309–313
9. Rosenthal CL, Kraft R, Zingg EJ (1984) Organ-preserving surgery in renal cell carcinoma: Tumor enucleation versus partial kidney resection. Eur Urol 10:222–228
10. Smith RB, Dekernion JB, Ehrlich RM, Skinner DG, Kaufman JJ (1984) Bilateral renal cell carcinoma and renal cell carcinoma in the solitary kidney. J Urol 132:450–454
11. Tobley M, Novick AC, Montie JE (1984) Long-term results following partial nephrectomy for localized renal adenocarcinoma. J Urol 131:1050–1052
12. Wickham JEA (1975) Conservative renal surgery for adenocarcinoma. The place of bench surgery. Br J Urol 47:25–36

Die organerhaltende Therapie beim Nierenkarzinom: Indikationen und Ergebnisse bei Enukleation und Exzision

G. Ernst, G. Staehler und E. Schmiedt[1]

Zusammenfassung

Von August 1978 bis März 1987 wurden in unserer Klinik 694 Patienten wegen Nierentumor operiert. Bei 35 Patienten mußte wegen Rest- bzw. Solitärniere, doppelseitigen Nierentumoren oder drohender Niereninsuffizienz eine organerhaltende Therapie angestrebt werden (= 5,0%). Bei 25 Patienten wurde eine Enukleation des Tumors und bei 10 Patienten eine Teilresektion der Niere durchgeführt. Bei einem mittleren Beobachtungszeitraum von 34,4 Monaten (3–82 Monate) waren 74,3% der Patienten tumorrezidivfrei. Von 15 Patienten mit *Enukleation* im klinischen Stadium I (T_1, T_2, N_0, M_0) sind 93,4% (= 14 Patienten) nach einem mittleren Beobachtungszeitraum von 34 Monaten rezidivfrei! Nur ein Kranker entwickelte ein Lokalrezidiv 29 Monate nach OP, wurde reoperiert und ist jetzt seit 9 Monaten ohne Rezidiv.

Von 7 Patienten im klinischen Stadium I, bei denen eine *Teilresektion der Niere* durchgeführt wurde, verstarb ein Patient 54 Monate nach OP ohne Anzeichen für Lokalrezidiv oder Fernmetastase (Sektion), einer verstarb an Tumorprogression und ein weiterer Kranker entwickelte 28 Monate nach OP eine Kalottenmetastase, an der er erfolgreich operiert wurde und nach 25 Monaten keine Anzeichen für ein Tumorrezidiv aufweist. 4 Patienten (= 66,6%) sind rezidivfrei und leben bei einem mittleren Beobachtungszeitraum von 37 Monaten (12–58 Monate).

Die organerhaltende Therapie bei den genannten Indikationen erscheint gerechtfertigt (Rezidivfreiheit bei malignen Tumoren von 68%). Die Enukleation von kleinen Tumoren und anschließender Bestrahlung des Tumorbettes mit dem Infrarot-Kontakt-Koagulator kann als gute Operationsmethode bei einem selektierten Patientengut mit Nierenkarzinom angesehen werden.

Einleitung

Nach wie vor ist die Therapie der Wahl beim Nierenkarzinom die En-bloc-Tumornephrektomie einschließlich Entfernung von Nebenniere, perirenalem Fettgewebe sowie der regionalen Lymphknoten [10, 15, 18].

Bei beidseitigen Nierentumoren oder Tumor in einer anatomischen oder funktionellen Restniere ergibt sich die Notwendigkeit der organerhaltenden Tumorchirurgie im Sinne einer Nierenteilresektion oder einer einfachen Enukleation des Tumors. Es erhebt sich die Frage, ob dieses Vorgehen vertretbar ist oder die radikale Nephrektomie mit einer anschließenden Dialysepflichtigkeit und evtl. nachfolgender Nierentransplantation in Kauf genommen werden muß.

[1] Urologische Klinik und Poliklinik der Universität, Klinikum Großhadern, Marchioninistr. 15, D-8000 München 70

Das Nierenkarzinom. Hrsg. v. G. Staehler

Zahlreiche Autoren haben sich mit der Frage auseinandergesetzt, ob bei der organerhaltenden Tumorchirurgie eine Teilresektion der tumortragenden Niere [11, 13, 17, 20] oder lediglich eine parenchymsparende Tumorenukleation durchgeführt werden sollte [5, 9, 12, 15, 23].

Material und Methode

Von August 1978 bis März 1987 wurden 694 Patienten wegen Nierentumor operiert. In 35 Fällen (≙ 5%) mußte wegen Vorliegen eines doppelseitigen Nierentumors, einer Solitär- oder Restniere oder wegen drohender Niereninsuffizienz eine organerhaltende Tumorchirurgie angestrebt werden. In 6 Fällen lag ein gutartiges Angiomyolipom vor (Tabelle 1). Das Durchschnittsalter dieser 35 Patienten (21 Männer, 14 Frauen) betrug 59 Jahre (27 bis 77 Jahre) bei einem mittleren Beobachtungszeitraum von bisher 31 Monaten (3–82 Monate). Die Tumorgröße betrug bei Malignomen im Durchschnitt zwischen 2 und 6 cm, bei den gutartigen Angiomyolipomen zwischen 4 und 8 cm. In 25 Fällen konnte der Tumor enukleiert werden, in 10 Fällen wurde eine Teilresektion der tumortragenden Niere durchgeführt. Bei den 10 zuletzt durchgeführten Tumorausschälungen wurde das Tumorbett anschließend mit dem Infrarot-Kontakt-Koagulator nachbestrahlt (Tabelle 2). 17 Patienten hatten einen hoch-, 8 Patienten einen mittel- und 3 Patienten einen niederdifferenzierten Tumor, bei 6 Patienten lag ein gutartiges Angiomyolipom vor (Tabelle 3). In 1,3% (= 9 Pat.)

Tabelle 1. Indikation zur Ausschälung oder Exzision von Nierentumoren (August 1978–März 1987, $n = 35$)

Drohende Niereninsuffizienz	13
Funktionelle Restniere	1
Solitärniere	1
Restniere (davon 2× Z. n. Tumornephrektomie)	5
Doppelseitige Tumoren	9
Angiomyolipom (benigne)	6

Tabelle 2. Zur Operationstechnik ($n = 35$)

Doppelseitige Tumoren (Nephrektomie und kontralaterale Ausschälung)	9
Kalte Ischämie mit externer Unterkühlung (12°–20°)	14
Warme Ischämie mit Abklemmung	16
Warme Ischämie ohne Abklemmung	5
Infrarot-Kontakt-Koagulation	10
Laser	3
Tumorenukleation	25
Nierenteilresektion	10

unseres Krankengutes lagen beidseitige Nierentumoren vor, bei anderen Autoren [4, 14, 24] wurden bis zu 3,8% beschrieben. 2 Patienten hatten bereits Lymphknoten- und 4 Patienten Fernmetastasen. Bis auf einen waren letztere präoperativ nicht diagnostiziert worden. Bei einer 70jährigen Patientin mit Restniere lag überraschend ein Urothelkarzinom vor, das von einer Kelchgruppe aus nach peripher gewachsen war.

Zur *Routinediagnostik* gehören Ultraschallsonographie, Ausscheidungsurographie sowie das Computertomogramm des Abdomens. Bei großen Nierentumoren, verzögerter Ausscheidung oder stummer Niere im IUG wird zum Ausschluß eines Tumorzapfens in der Hohlvene eine Cavographie durchgeführt. Die selektive Renovasographie oder die digitale Substraktionsangiographie (DSA) geben häufig schon Aufschlüsse darüber, ob eine Tumorausschälung möglich oder eine Teilresektion der Niere erforderlich ist. Bei Vorliegen einer Solitär- oder funktionellen Restniere sowie Kreatininerhöhung im Serum (> 1,2 mg/100 ml) wird eine seitengetrennte Jod-Hippuran-Clearance durchgeführt. Die Indikationen zur organerhaltenden Tumorchirurgie bei unserem Patientengut sind in Tabelle 1 zusammengestellt.

Das operative Vorgehen erfolgt wie bei der Standardoperation: Intraperitonealer Zugang durch Oberbauchquerschnitt und laterokolische Längsinzision des Retroperitoneums. Diese Schnittführung hat den Vorteil, daß bei Vorliegen beidseitiger Tumoren beide Nieren von einem Schnitt aus erreicht werden können. Gleichzeitig

Tabelle 3. Ausschälung/Exzision bei Nierentumoren. Therapie-Ergebnisse in Korrelation zu Staging und Grading bei 34 Patienten (August 1978–März 1987)

Grad	Stadium	Anzahl (*n*)	Rezidiv-frei	Lokal-rezidiv/ Pro-gression	Verstorben	Über-lebenszeit (Monate) nach OP
G_1	T_1, N_0, M_0	7****	7			37
	T_2, N_0, M_0	8*°	6		2 (Ø Redzidiv)	35
	T_1, N_0, M_1	1	1			3
	T_2, N_0, M_1	1			1 (Tu-Progression)	30
G_2	T_2, N_0, M_0	6**⁺	4	1	1	35
	T_2, N_1, M_0	1	1			3
	T_2, N_0, M_1	1			1	10
G_3	T_3, N_0, M_0	1			1	1
	T_1, N_2, M_0	1			1	6
	T_2, N_0, M_1	1*		1		57
Angio-myolipom	Durchmesser 4–8 cm	6	6			32
		34 (100%)	25 (73,5%)	2 (5,9%)	7 (20,6%)	31

* = Tumor doppelseitig (pro Zeichen je 1 Fall)
° = Urothel-Karzinom
⁺ = Tumor in Hufeisenniere

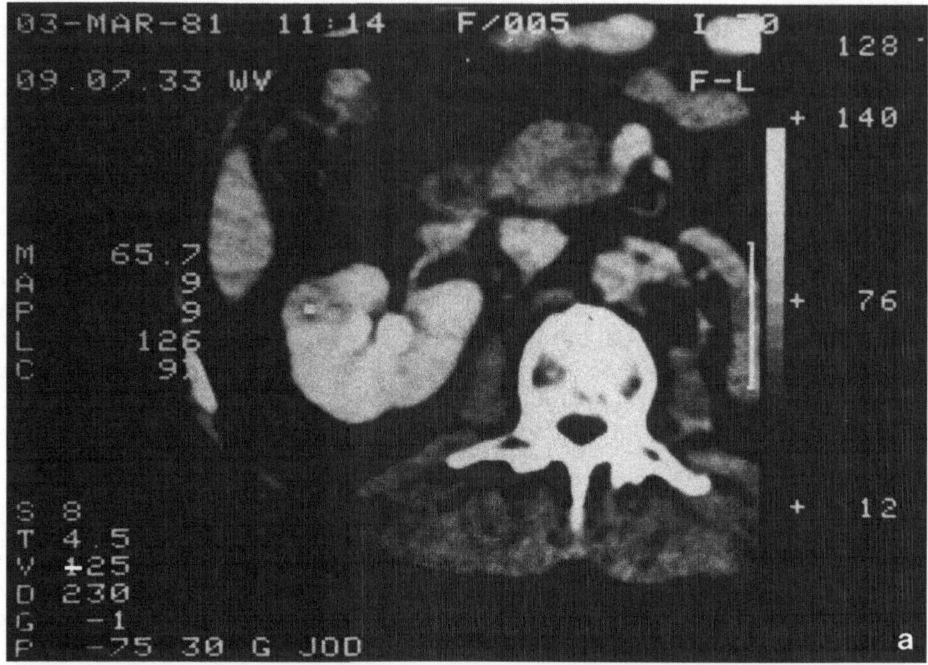

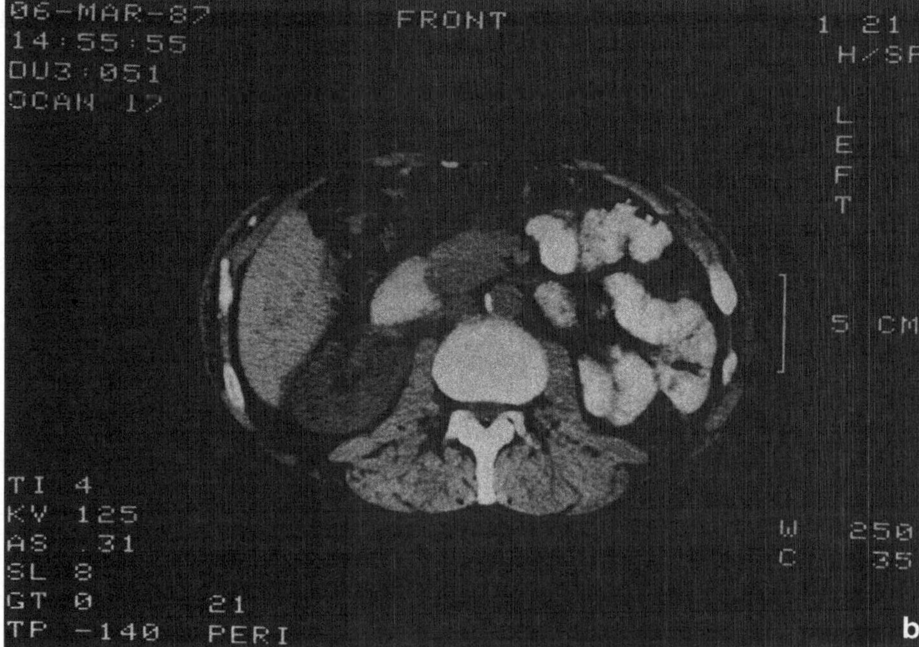

Abb. 1. a 52jähriger Patient: Z. n. Tumornephrektomie links u. Splenektomie im Juli 1980, jetzt: Nierentumor rechts (präoperatives CT-Abdomen vom März 1981). **b** Postoperatives Kontroll-CT des gleichen Patienten vom März 1987: das CT-Bild zeigt 71 Monate nach Enukleation des Nierenkarzinoms Rezidivfreiheit

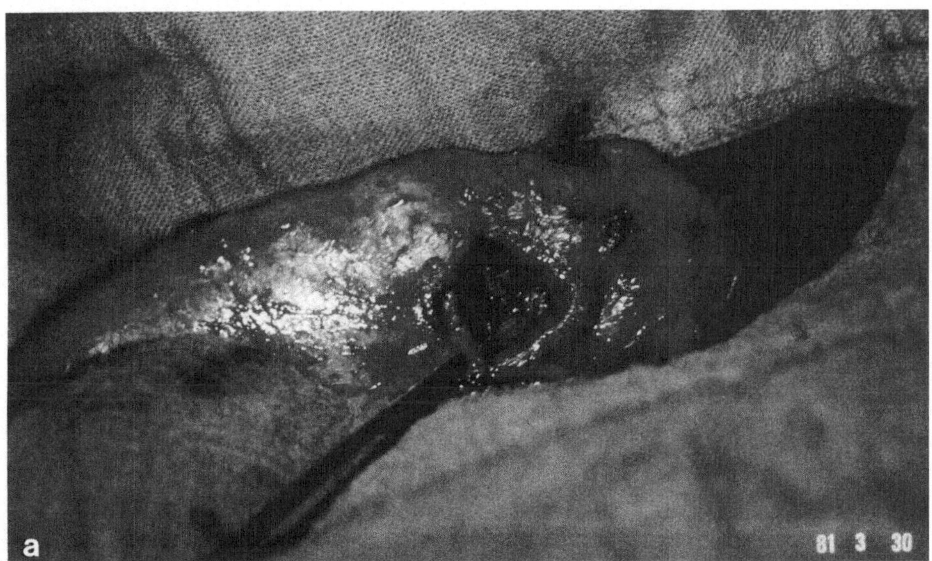

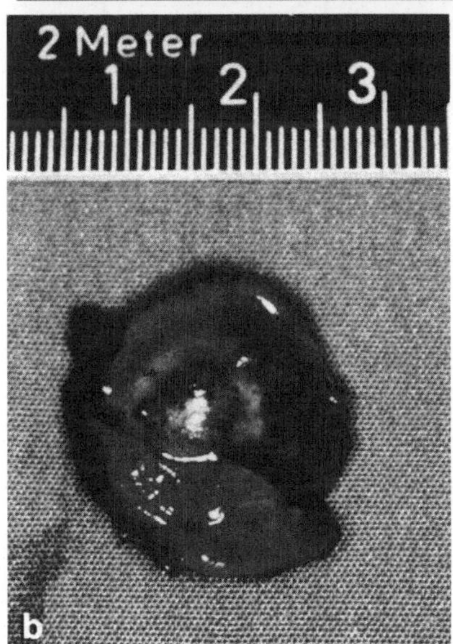

Abb. 2. a Zustand nach Enukleation des Nierenkarzinoms (T1, No, Mo, G1) (gleicher Patient wie in Abb. 1a, b). Der Tumorgrund wurde mit dem Infrarot-Kontakt-Koagulator koaguliert. **b** Der enukleierte Tumor, Durchmesser 2,5 cm

hat sich diese Operationstechnik als äußerst komplikationsarm erwiesen. Wie Tabelle 2 zeigt, haben wir die Teilresektion der Niere bzw. die Enukleation des Tumors bei 16 Patienten in warmer Ischämie mit Abklemmung der renalen Gefäße, bei 14 Patienten in kalter Ischämie mit externer Unterkühlung auf 12–20°C und bei 5 Patienten eine Tumorausschälung ohne jede Maßnahme durchgeführt.

Die „work-bench"-Methode, bei der die tumortragende Niere vollständig aus dem Kreislauf ausgeschaltet, der Tumor extrakorporal entfernt und die Niere anschließend wieder reimplantiert wird, haben wir in keinem Fall anwenden müssen.

Tabelle 4. Indikationen zur Tumorenukleation

- Vorliegen einer Pseudokapsel
- Kleiner Tumor (bis 4 cm ∅)
- Hoch- bis mitteldifferenziertes Karzinom
- In Angio oder DSA kein Hinweis auf die Pseudokapsel-durchbrechende Tumorgefäße
- Mehrere Tumoren in einer Niere
- Bereits eingeschränkte Funktion der Tumor-tragenden Restniere

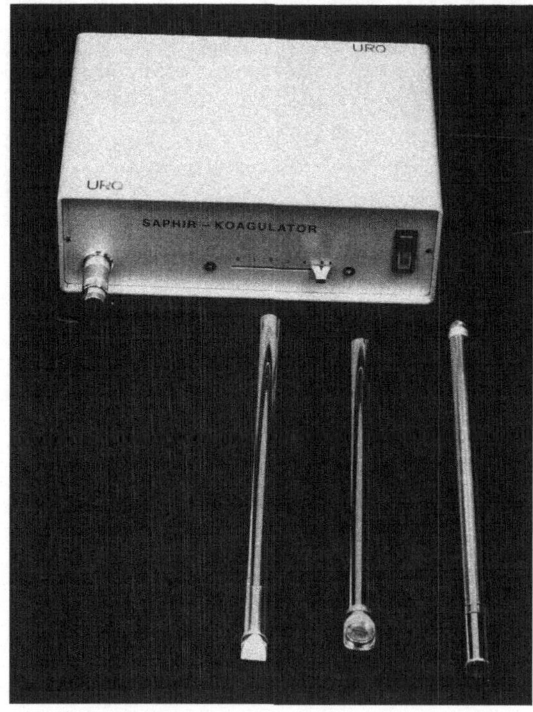

Abb. 3. Infrarot-Kontakt-Koagulator mit 3 verschiedenen Handstücken. Die keilförmige-, die gerade 90° und die gerade 0°-Kontaktfläche wird fest auf das zu koagulierende Gewebe gedrückt. Die vorwiegend infrarote Strahlung wirkt max. 5 Sekunden ein

Auch andere Autoren [3, 7, 25] sind der Meinung, daß diese Technik nur noch Ausnahmefällen vorbehalten bleiben soll.

Bei 25 Patienten wurde der Tumor lediglich stumpf mit dem Finger oder mit dem umgekehrten Ende einer Pinzette ausgeschält. Die Indikationen zur Ausschälung wurden gestellt, wenn der Tumor klein, polständig oder mehrfach in einer Niere war und wenn in der selektiven Renovasographie oder der DSA keine Anzeichen für einen Durchbruch der Tumorgefäße durch die Pseudokapsel vorlagen (Tabelle 4).

Bei den 10 zuletzt vorgenommenen Enukleationen wurde das Tumorbett mit dem Infrarot-Kontakt-Koagulator bestrahlt (Abb. 3). Hierdurch wird sowohl eine gute Blutstillung als auch eine Nekrotisierung des Tumorbettes und damit Zerstörung eventuell zurückbleibender Tumorzellen bis in ca. 5 mm Tiefe erzielt [7]. Der in 3 Fällen angewandte Neodym-YAG-Laser ist hierzu weniger geeignet, da aufgrund der großen Flächen die Bestrahlung zu viel Zeit in Anspruch nimmt.

Ergebnisse

14 von 17 Patienten (≙ 82,3%) mit *G1-Tumoren* sind bis heute rezidivfrei. Ein Kranker mit primärer Knochenmetastase in der LWS verstarb 30 Monate nach Tumorausschälung an Tumorprogression. 1 Patient starb 54 Monate nach Operation an einem Alveolarzell-Karzinom beider Lungen. Die Sektion ergab keinen Hinweis für Progression oder Lokalrezidiv des Nierenkarzinoms. Ein Patient verstarb noch stationär nach einem Monat an toxischem Leberversagen.

Bei 8 Patienten mit *G2-Tumoren* (1 × Teilresektion bei Hufeisenniere) konnte bis heute 5mal (≙ 62,5%) Rezidivfreiheit bei einem mittleren Beobachtungszeitraum von 27,9 Monaten verzeichnet werden. Ein Kranker war nach 14 Monaten an Tumorprogression verstorben, ein weiterer Patient wurde nach 30 Monaten an einem Lokalrezidiv operiert. Anzeichen für ein erneutes Rezidiv oder Metastasen bestehen bis heute nicht.

Ein Patient mit beidseitigen Nierentumoren wurde wegen starker Flankenschmerzen trotz bekannter multipler Lungenmetastasierung linksseitig nephrektomiert, der kleinere rechte Tumor wurde ausgeschält. Bei unauffälligem Verlauf kam es am 2. Tag nach der im Rahmen der postoperativen Schmerztherapie erfolgten Morphininjektion in den Periduralkatheter zu Atem- und Kreislaufstillstand. Nach Reanimation verstarb der Patient mit apallischem Syndrom nach 10 Monaten. Die Autopsie zeigte eine multiple Organmetastasierung des bekannten Adenokarzinoms der Nieren.

Bei 3 Kranken lag ein *Grad 3-Tumor* vor. 2 Patienten verstarben: nach 1 Monat an Pneumonie bei Lungenemphysem und nach 6 Monaten an Tumorprogression. Bei dem dritten Patienten wurde 28 Monate nach Tumornephrektomie rechts und Tumorexzision links eine solitäre Schädelkalottenmetastase diagnostiziert, die im Oktober 1984 operativ entfernt und anschließend bestrahlt wurde. Anzeichen für ein Lokalrezidiv bestehen bis heute, 27 Monate nach dieser Operation, nicht.

Die 6 Patienten mit histologisch gutartigem *Angiomyolipom* (Durchmesser 4–8 cm) sind rezidivfrei.

Ein Kranker mit doppelseitigem Tumor wurde in die Tabelle 3 nicht aufgenommen, da bei ihm intraoperativ eine Minderdurchblutung des Organs durch Läsion der Arterie auftrat, die eine sofortige gefäßchirurgische Korrektur erforderlich machte. Der große kontralaterale Nierentumor war durch Nephrektomie behandelt worden. Einen Monat später mußte auch die Restniere wegen völligem Funktionsverlust entfernt werden. Der Patient erhielt im September 1984 eine Transplantatniere und ist bis heute rezidivfrei.

Insgesamt sind 7 von 34 Patienten entsprechend 20,6% verstorben. In drei Fällen bestehen Hinweise für ein Lokalrezidiv und eine Tumorprogression. Von 34 Fällen sind 25 Kranke entsprechend 73,5% bei einer durchschnittlichen Beobachtungszeit von 34,4 Monaten rezidivfrei.

Bei den *malignen Tumoren* (ohne die Angiomyolipome) ergibt sich eine Rezidivfreiheit von 67,9%.

Tabelle 5. Komplikationen nach organerhaltender Therapie bei Nierentumoren ($n = 35$)

Postoperative Letalität (4 Wochen)	2
Verschluß der Arteria renalis	1
Postoperative dekompensierte Niereninsuffizienz	1
Transitorische Dialyse	1
Dauerdialyse und Transplantation	1
Lymphozele	0
Therapiebedürftiges Hämatom	1

Komplikationen

Zwei Kranke verstarben postoperativ. Eine postoperative dekompensierte Niereninsuffizienz war nur in einem Fall zu verzeichnen. Der Patient mußte der Dauerdialyse und später der erfolgreichen Transplantation zugeführt werden. In einem Fall mußte 16 Tage nach OP ein infiziertes Hämatom drainiert werden (Tabelle 5).

Schlüsselt man die Ergebnisse unseres Krankengutes nach *Tumorenukleation* (25 ×) und *Teilresektion* der tumorbefallenen Niere (10 ×) auf, so ergibt sich folgendes Bild: Von den 25 Patienten, bei denen lediglich eine *Tumorenukleation* vorgenommen wurde, hatten 15 Patienten einen G I-Tumor, 4 Patienten einen G II-Tumor, 2 Patienten einen G III-Tumor. 4 Kranke hatten ein gutartiges Angiomyolipom. 14 von 15 Patienten (≙ 93,4%) im klinischen Stadium I (12 G I- und 2 G II-Tumoren), bei denen eine Tumorenukleation vorgenommen wurde, sind nach einem mittleren Beobachtungszeitraum von 34 Monaten rezidivfrei. Bei den 10 zuletzt durchgeführten Tumorausschälungen wurde das Tumorbett mit dem Infrarot-Kontakt-Koagulator nachbestrahlt.

Bei 10 Patienten wurde eine *Teilresektion* der tumorbefallenen Niere durchgeführt. Hiervon lag bei 7 Patienten ein Tumorstadium I vor, davon sind 5 Kranke (= 71,4%) bisher ohne Rezidiv nach einer mittleren Beobachtungszeit von 37 Monaten. Ein Patient hiervon verstarb 54 Monate nach OP. Die Sektion ergab keinen Hinweis auf Lokalrezidiv oder Fernmetastasen.

Diskussion

Bei 5% unserer Kranken mit Nierentumoren mußte organerhaltend behandelt werden. Haschek [6] berichtete 1981 über 4 Fälle bei 358 Kranken, entsprechend 1,1%. Für die organerhaltende Tumorexzision oder Ausschälung kommen nur günstige d. h. peripher gelegene Tumoren in Frage.

Der Erfolgsvergleich von Ausschälungen mit der konventionellen Behandlung ist nur in vergleichbaren Tumorstadien statthaft. Nach Schmiedt et al. [21] betrug die mittlere 5-Jahres-Überlebensrate bei 346 Patienten mit transperitonealer Tumornephrektomie und Lymphadenektomie bei einseitigen Tumoren ca. 50%. Patienten des vergleichbaren klinischen Stadiums I (T1–2, Mo, No, Vo) hatten eine 5-Jahres-Überlebensrate von 80% und im klinischen Stadium II (T3, Mo, No, Vo) von 55%.

23 unserer Kranken mit malignen Tumoren waren im klinischen Stadium I, allerdings beträgt die mittlere Beobachtungszeit erst 31 Monate.

Wir erwarten eine 5-Jahres-Überlebensrate von ca. 65%, ähnlich den Ergebnissen von Jacobs et al. [8], die eine 5-Jahres-Überlebensrate von 69% bei 10% lokalen Rezidiven fanden. Andere Autoren [11, 17] errechneten nach Literaturangaben eine Überlebensrate von 78% bei 52 Monaten Beobachtungszeit, bei bilateralen Tumoren (27 Monate) von 69–73%. Wird in einer ersten Sitzung zunächst die stärker befallene Seite entfernt, so soll die Restniere nach kompensatorischer Hypertrophie gegen die warme Ischämie resistenter werden [5]. Wir schließen uns der Ansicht von Arnholdt [2] an, wonach selbst das Vorliegen einer Solitärmetastase keine Kontraindikation zur organerhaltenden Therapie darstellt, da keine andere Alternative besteht.

Aufgrund unserer Ergebnisse (Rezidivfreiheit bei malignen Tumoren von 67,9%) erscheint die organerhaltende Tumorchirurgie bei den genannten Indikationen gerechtfertigt. Es soll hier jedoch noch auf drei weitere Fragen näher eingegangen werden:

1. Ist die *Tumorenukleation* bei drohender Niereninsuffizienz gerechtfertigt?
2. Ist die *Tumorenukleation* der Nierenteilresektion vorzuziehen?
3. Ist die *Tumorenukleation* bzw. Teilresektion auch bei normaler Funktion der kontralateralen Seite gerechtfertigt?

Zu 1. 93,4% unserer Patienten im klinischen Stadium I, bei denen eine *Tumorenukleation* vorgenommen wurde, sind nach einem mittleren Beobachtungszeitraum von 34 Monaten ohne Rezidiv. Andere Autoren [1, 5, 11] berichten über ähnliche Ergebnisse bei gleichem Tumorstadium.

Angesichts dieser Ergebnisse halten wir die von uns praktizierte Tumorenukleation verbunden mit der Ausbestrahlung des Tumorbettens mit dem Infrarot-Kontakt-Koagulator bei den genannten Indikationen für gerechtfertigt.

Zu 2. Eine Beurteilung, ob nun die einfache Tumorenukleation der *Nierenteilresektion* vorzuziehen ist, läßt sich insbesondere aufgrund unserer geringen Fallzahl mit Kranken, die einer Nierenteilresektion unterzogen wurden, nicht treffen. Die größten Vorteile der Tumorenukleation gegenüber der Nierenteilresektion sind die schnelle und einfache Operationstechnik, geringere Komplikationsrate sowie größtmöglicher Verbleib von funktionstüchtigen Nierenparenchym. Das Risiko der Enukleation besteht im Verbleib von Tumorresten im Tumorbett. So berichteten Rosenthal et al. [20] von einem Fall, in dem die Tumorgefäße eines im Durchmesser nur 12 mm großen, undifferenzierten Nierenkarzinoms die Pseudokapsel bereits durchbrochen hatten. Eine intakte Pseudokapsel wird bei Nierenkarzinomen mit weniger als 7 cm im Durchmesser in 80% beschrieben, bei größeren Tumoren ist die Pseudokapsel nur noch in 23,5% der Fälle durchgehend vorhanden [19]. Erwiesen ist, daß die Pseudokapsel bei niederdifferenzierten Karzinomen häufiger unvollständig oder durchbrochen ist als die bei höher differenzierten Tumoren.

Zu 3. Die sich bisher abzeichnenden guten Ergebnisse bei Enukleationen unter den genannten Indikationen (s. Tabelle 4) bedürfen noch der Bestätigung durch größere

Fallzahlen und längere Beobachtungszeiträume, um dieses Vorgehen generell empfehlen zu können.

Literatur

1. Novick AL, Zincke H, Neves RJ, Topley HM (1986) Surgical enucleation for renal cell carcinoma. J Urol 135:235–238
2. Arnholdt F (1970) Die operative Entfernung von Hypernephromen an der Einzelniere. Z Urol 221
3. Boeminghaus F, Spiess H v (1981) Erfahrungen mit Tumoren in Einzelnieren – ohne Hypothermie und extrakorporale Chirurgie. Urologe A 20:190–195
4. Brannen GE, Correa RJ, Gibbons RP (1983) Renal cell carcinoma in solitary kidneys. J Urol 129:130
5. Graham SD, Glenn JR, Glenn JF (1979) Enucleative surgery for renal malignancy. J Urol 122: 546–549
6. Haschek H (1981) Zur operativen Therapie des Nierenkarzinoms. In: Schmiedt E, Bauer H-W (Hrsg) Diagnostik und Therapie des Nierenkarzinoms. Zuckschwerdt, München, S 130
7. Hofstetter A, Staehler G, Melling H-E, Knott E, Antes G, Gebauer A, Pfeiffer KJ, Pielsticker K (1976) Blutstillung am Nierenparenchym mit dem Infrarot-Kontakt-Koagulator. Münch Med Wochenschr 118:1537
8. Jacobs StC, Berg ST, Lawson RK (1980) Synchronous bilateral renal cell carcinoma: total surgical excision. Cancer 46:2341
9. Jaeger N, Weissbach L, Vahlensieck W (1985) Value of enucleation of tumor in solitary kidneys. Eur Urol 11:369–373
10. Knipper W (1977) Grenzen der Operabilität urologischer Tumoren. Therapiewoche 27:5102–5111
11. Malek RS, Utz DC, Culp OS (1976) Hypernephroma in the solitary kidney: Experience with 20 cases and review of the literature. J Urol 116:553–556
12. Marberger M (1980) Organerhaltende Chirurgie beim Nierencarcinom. Akt Urol 11:325–334
13. Marshall FF, Taxy JB, Fishman EK, Chang R (1986) The feasibility of surgical enucleation for renal cell carcinoma. J Urol 135:231–234
14. Nets DH, Vanghan ED (1977) Experience gained from the management of 9 cases of bilateral renal cell carcinoma. J Urol 118:937
15. Novick AC, Stewart BH, Straffon RA, Banowsky LH (1977) Partial nephrektomy in the treatment of renal adenocarcinoma. J Urol 118:932–936
16. Novick AC, Zincke H, Neves RJ, Topley HM (1986) Surgical enucleation for renal cell carcinoma. J Urol 135:235–238
17. Palmer JM, Swanson DA (1978) Conservative surgery in solitary and bilateral renal carcinoma: indications and technical considerations. J Urol 120:113–117
18. Robson CJ, Churchill BM, Anderson W (1969) The results of radical nephrektomie for renal carcinoma. J Urol 101:297
19. Rocca Rosseti S, Muto G (1980) Considerazioni anatomiche sall enucleabilitá degli adenocarcinomi renali. 5th Congr Eur Intrarenal Surg Soc, Trieste
20. Rosenthal CL, Kraft R, Zingg EJ (1984) Organ-preserving surgery in renal cell carcinoma: Tumor enucleation versus partial kidney resection. Eur Urol 10:222–228
21. Schmiedt E, Rattenhuber U, Wieland W (1982) Parenchymatöse Nierentumoren. In: Hohenfellner R, Zingg E (Hrsg) Urologie in Klinik und Praxis, Bd I. Thieme, Stuttgart New York, S 490–504
22. Smith RB, DeKernion JB, Ehrlich RM, Skinner DG, Kaufmann JJ (1984) Bilateral renal cell carcinoma and renal cell carcinoma in the solitary kidney. J Urol 132:450–453
23. Staehler G, Ernst G (1985) Organerhaltende operative Therapie bei Nierentumoren. Urologe A 24:330–333
24. Vermillion CD, Skinner DG, Pfister RC (1972) Bilateral renal cell carcinoma. J Urol 108:219
25. Wickham JEA (1975) Conservative renal surgery for adenocarcinoma. The place of bench surgery. Br J Urol 47:25

Der nierenfunktionslose Patient mit Hypernephrom: Grenzen der Tumorchirurgie aus nephrologischer Sicht

W. Fassbinder[1], P. Hanke[2], K. Möhring[3], A. Klingbeil[4] und E. Ritz[4]

Bei der Behandlung des Hypernephroms sind Urologen und Nephrologen immer wieder mit der konfliktträchtigen Situation konfrontiert, entscheiden zu müssen, ob bei Patienten mit bilateralen Nierenzellkarzinomen, bzw. bei Auftreten von Nierenzellkarzinomen in anatomischen oder funktionellen Einzelnieren die Resektion des tumortragenden Organs unter Inkaufnahme einer anschließenden Dauer-Dialysebehandlung zu einer nützlichen Verlängerung der Lebenserwartung des Patienten und zu einer sinnvollen Verbesserung der Lebensqualität führen kann.

Überraschenderweise gibt es zu dieser Problematik keine gesicherten Daten, obwohl ein Informationsbedarf besteht. Dagegen sind spektakuläre Einzelfälle bekannt, die bei derartigen Patienten sinnvolle und lebenswerte Lebensverlängerungen ermöglichten. So befand sich unter den ersten 10 Patienten, die Anfang der Sechzigerjahre in Großbritannien transplantiert wurden, ein von Woodruff in Edinburgh wegen Hypernephrom nephrektomierter Patient, der erst 15 Jahre später seinen Spätmetastasen erlag (Dr. S. Davison, Leeds, persönliche Mitteilung).

Im folgenden soll versucht werden, unter Einbeziehung der in Frankfurt und Heidelberg beobachteten einschlägigen Patienten einige Aussagen zu dieser Problematik zu treffen. Zusätzlich wurden Daten des Registry der Europäischen Dialyse- und Transplantationsgesellschaft (EDTA) ausgewertet.

Möglichkeiten der Entwicklung einer Niereninsuffizienz bei Hypernephrom-Trägern

Zu wenig bekannt ist die Tatsache, daß bei Hypernephrom-Trägern durchaus auch Fälle von Nierenfunktionseinschränkungen vorkommen, die Folge einer im spontanen Krankheitsverlauf sich entwickelnden paraneoplastischen Glomerulonephritis oder systemischen Amyloidose sind.

In einer gegenwärtig in Großbritannien laufenden Studie zur Epidemiologie der *paraneoplastischen Glomerulonephritis* lag bisher bei 3 von 41 bioptisch bestätigten Fällen ein Nierenzellkarzinom als auslösende Tumorerkrankung vor. Es ist von Interesse, daß hier keineswegs eine membranöse Glomerulonephritis vorlag – wie früher für die paraneoplastische Glomerulonephritis bei soliden Tumoren als charakteristisch betrachtet [1] – sondern andere morphologische Formen, nämlich eine mes-

[1]Abteilung für Nephrologie, [2]Abteilung für Urologie, Klinikum der Universität, Zentrum Innere Medizin, Theodor-Stern-Kai 7, D-6000 Frankfurt/Main 70
[3]Urologische Abteilung, Chirurgische Universitätsklinik, Im Neuenheimer Feld 110, D-6900 Heidelberg
[4]Abteilung Innere Medizin I, Medizinische Universitätsklinik, Bergheimer Str. 58, D-6900 Heidelberg

Das Nierenkarzinom. Hrsg. v. G. Staehler

angial-proliferative GN, eine fokal-proliferative GN und eine mesangio-kapilläre GN (Medical Research Council: Register on tumor associated glomerulonephritis – Dr. S. Davison, Leeds).

Eine *Amyloidose* vom Typ AA ist bei Nierenzellkarzinomen eine gelegentlich zu beobachtende Komplikation [2–4], die autopisch bei ca. 2% der Nierenzellkarzinom-Träger gefunden werden kann [5]. Das Nierenzellkarzinom ist somit das häufigste mit Tumor-assoziierter Amyloidose vergesellschaftete Malignom: Bei 26% der Patienten mit Tumor-assoziierter Amyloidose lag ein Nierenzellkarzinom vor [6]. Daß es sich hier um eine typische Fernwirkung des Tumors handelt, wird durch die Beobachtung von Paraf et al. [7] belegt, die nach Tumornephrektomie eine eindrückliche Rückbildung einer massiven Leber-Amyloidose feststellten.

In der Regel handelt es sich aber bei Hypernephrom-Patienten mit Tumor-assoziierter Glomerulonephritis, bzw. Amyloidose um Spätstadien, die gleichzeitig schon eine diffuse Metastasierung aufweisen. Deshalb stellt sich hier die Abwägung der Indikation zur Nephrektomie mit anschließender Hämodialysebehandlung meist nicht.

Neuauftreten eines Hypernephroms bei Dialysepatienten

Von Dunnill et al. [8] wurde 1977 erstmals bei 14 von 30 Langzeit-Hämodialysepatienten das Auftreten erworbener Nierenzysten beschrieben. Als Komplikation dieser – wie die Autoren vermuteten – unter der Dialysebehandlung neu erworbenen Nierenpathologie beobachteten sie bei 6 Patienten Nierenzelltumoren, die in 5 Fällen multipel auftraten. Ein Patient starb an den Folgen einer diffusen Metastasierung dieses Nierenzellkarzinoms.

Entsprechende Fälle wurden in der Folge von zahlreichen anderen Autoren bestätigt ([9–14] Übersicht: 15). Diese zystische Transformation von sekundären Schrumpfnieren (Abb. 1) ist allerdings nicht, wie ursprünglich von Dunnill vermutet [8], eine spezifische Komplikation der Dauer-Hämodialysebehandlung, da Bommer et al. sonographisch bereits im präterminalen Stadium der Niereninsuffizienz Zysten nachweisen konnten [16] und vor über 100 Jahren Frerich [17] schon derartige Zysten autoptisch bei Patienten mit langdauernder, chronischer Niereninsuffizienz beschrieben hatte.

Die Faktoren, die zu der Formation der sekundären Nierenzysten und schließlich zur Tumorformation bei Dialysepatienten führen können, sind noch nicht sicher bekannt. Grantham und Levine formulierten folgende Hypothese [15]: Unter der zunehmenden Niereninsuffizienz kommt es zur Bildung von sogenannten „renotropischen Faktoren“, das sind chemisch noch nicht näher definierte Substanzen, die eine Hyperplasie der überlebenden Nephrone bewirken. In Extremzuständen kommt es dann im tubulären System zur Ausbildung von zystischen Veränderungen und bei weiter fortbestehendem Reiz dieser „Renotropine“ zur Ausbildung adenomatöser Zystenwand-Polypen, die sich schließlich zu Nierenzellkarzinomen weiterentwickeln [15]. Diese Hypothese wird durch die Tatsache unterstützt, daß nach erfolgreicher Nierentransplantation die sekundäre Zystenbildung in den verbliebenen Schrumpfnieren nicht mehr fortschreitet bzw. sogar rückbildungsfähig sein kann, vermutlich durch Wegfall der renotropen Stimuli [15].

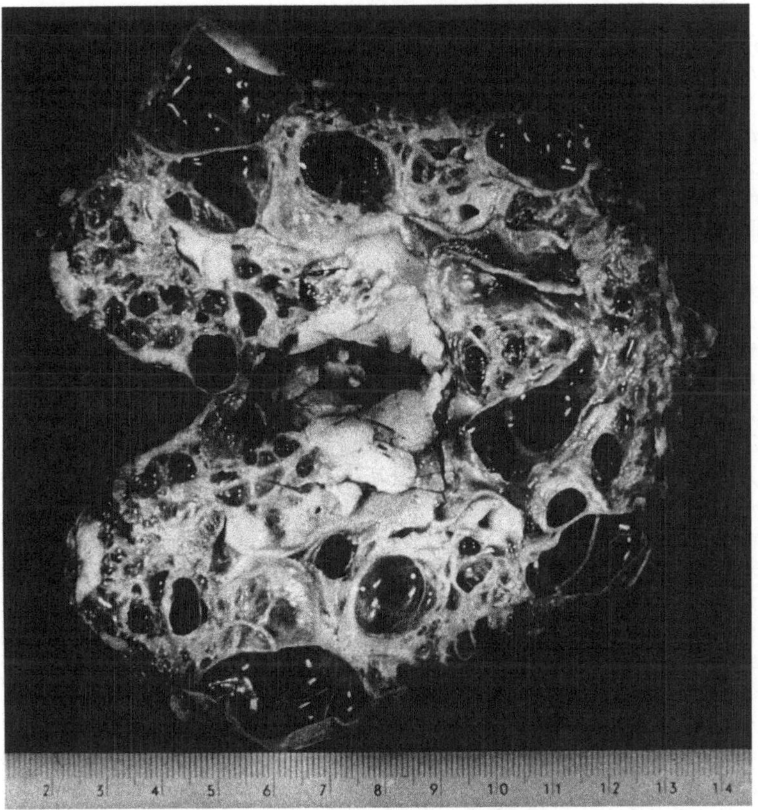

Abb. 1. Sekundäre Zystenbildung bei einem 41jährigen Patienten nach 8jähriger Hämodialysebehandlung; Grundleiden: Chronische Glomerulonephritis

Die Frage, ob Nierenzellkarzinome bei Hämodialysepatienten häufiger auftreten als zu erwarten, wird kontrovers diskutiert [18]. In einer epidemiologischen Untersuchung in Japan wurde bei Dauer-Dialysepatienten im Vergleich zur Normalbevölkerung bei Männern eine 4,2mal höhere und bei Frauen eine 3,1mal höhere Inzidenz von Nierenzellkarzinomen gefunden [19]. Dies wurde im Register der Europäischen Dialyse- und Transplantationsgesellschaft (EDTA) nicht beobachtet [20]. Die neuesten Daten aus Japan [21] zeigen bei 66310 Hämodialysepatienten das Auftreten von 48 Fällen von Nierenzellkarzinomen, wobei in 20,8% der Fälle schon Metastasen vorlagen. Das mittlere Alter der Patienten mit Tumor war 50 ± 10 Jahre, die mittlere Behandlungszeit an der Dialyse betrug 84 ± 45 Monate. Die Prävalenz von Nierenzellkarzinomen bei Dialysepatienten liegt somit in diesem Krankengut bei 72 Fällen pro 100000 Patienten nach einer mittleren Behandlungszeit von etwa 7 Jahren. Dies entspricht einer Rate von etwa 10 Nierenzellkarzinomen pro 100000 Dialysepatienten pro Jahr, also einem etwa zwei- bis vierfach häufigeren Auftreten als zu erwarten. Ob dies jedoch die Häufigkeit in der Allgemeinbevölkerung tatsächlich deutlich übersteigt, ist nicht gesichert, zumal die Normalbevölkerung nicht so gründlich untersucht wird wie diese Hämodialysepatienten; hier werden z.B. häufig „routinemäßig" sonographische Untersuchungen der Oberbauchorgane durchgeführt, wodurch eine vorzeitige und möglicherweise auch häufigere Diagnosestellung erreicht werden kann.

Es ist allerdings darauf hinzuweisen, daß hämodialysierte Patienten einer Vielzahl potentiell karzinogener Substanzen ausgesetzt sind, wie z.B. dem Äthylenoxyd, welches zur Gassterilisation der Dialysatoren verwendet wird, und dem Diäthylhexylphthalat (DEHP), welches als Weichmacher für die PVC-Dialyseschläuche genutzt wird.

Bei den derzeit zusammen 330 in Frankfurt und Heidelberg hämodialysierten Patienten befinden sich 5 Patienten, die an der Dialyse de novo ein Nierenzellkarzinom entwickelten. Möglicherweise bewirkt die Hämodialysebehandlung einen gewissen Gestaltwandel der klinischen Erscheinungsform insofern, als durch die intermittierende Heparinisierung Blutungskomplikationen – Makrohämaturie und/oder Einblutung in den Tumor mit akuter abdomineller Raumforderung – besonders frühzeitig auftreten. Eine Makrohämaturie hatte bei 2 und eine akute abdominelle Raumforderung bei weiteren 2 Patienten zur frühzeitigen Diagnose geführt. Der 5. Fall stellt insofern eine Besonderheit dar, als hier im Rahmen der Abklärung einer unter Dialyse neu aufgetretenen arteriellen Hypertonie gleichzeitig ein Phäochromozytom und ein Hypernephrom gefunden wurden.

Der weitere klinische Verlauf bei diesen Patienten belegt, daß die Entfernung eines Nierenzellkarzinoms bei Hämodialysepatienten durchaus lohnend ist: 4 der 5 Patienten sind noch am Leben, ein Patient verstarb ohne Metastasen 5 Jahre nach der Tumornephrektomie, 3 Patienten sind 4, 6 bzw. 7 Jahre postoperativ noch am Leben, ohne daß Metastasen nachweisbar wären; ein Patient lebt mit nachgewiesenen Metastasen; sein Krankheitsverlauf sei im folgenden kurz wiedergegeben: Bei diesem Patienten hatte sich 6 Jahre nach Dialysebeginn ein Nierenzellkarzinom in einer Schrumpfniere, die sekundäre Zystenbildungen aufwies, entwickelt. 4 Jahre nach Entfernung der tumortragenden Niere war eine isolierte Lungenmetastase aufgetreten, die durch Lobektomie beseitigt werden konnte, danach war der Patient 5 Jahre rezidivfrei. In jüngster Zeit trat jedoch in der Schilddrüsenregion eine palpable Metastasenbildung auf, die in toto im Gesunden reseziert werden konnte. Der weitere Verlauf bleibt abzuwarten.

Überleben und klinische Charakteristika nach Tumor-Nephrektomie bei Hypernephrom-Trägern

Im Datenmaterial der EDTA finden sich in der Altersgruppe der 45- bis 64jährigen Patienten 350 Patienten mit „Nierentumor" als Ursache für die terminale Niereninsuffizienz. Das Überleben dieser Patienten ist natürlich sehr viel schlechter als das von Patienten mit nicht tumorbedingten renalen Grundleiden (Abb. 2). Bei Patienten mit „Nierentumor" stellte eine diffuse Metastasierung in der Mehrzahl der Fälle (66%) die Haupttodesursache dar. Es fällt auf, daß die wesentliche Übersterblichkeit in den ersten 2–3 Behandlungsjahren auftritt, danach verlaufen die Überlebenskurven von Patienten mit Glomerulonephritis bzw. „Nierentumor" in etwa parallel. Daraus läßt sich ableiten, daß etwa 2–3 Jahre nach der Tumornephrektomie abge-

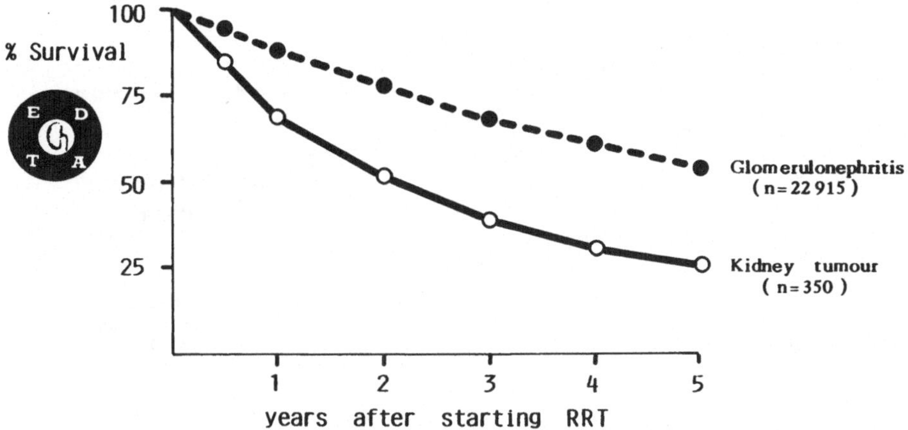

Abb. 2. Patienten-Überlebensraten nach Beginn der Nierenersatztherapie bei Patienten mit „Nierentumor“ als renalem Grundleiden im Vergleich mit Glomerulonephritis. Beide Patientengruppen haben bei Behandlungsbeginn das gleiche Alter (45–64 Jahre). Daten der EDTA

wartet werden sollte, bis solche Patienten für eine Nierentransplantation akzeptiert werden. Dies deckt sich auch in etwa mit der klinischen Beobachtung, nach der Metastasen durchschnittlich nach einem freien Intervall von 14,1 Monaten entdeckt werden [22].

Da bei den Patienten im Datenmaterial der EDTA weder das Tumorstadium noch die Begleitbehandlung bekannt war, wurde zusätzlich das Krankengut der Universitätskliniken Frankfurt am Main und Heidelberg ausgewertet, um hierzu Aussagen treffen zu können.

Insgesamt konnten in beiden Kliniken 14 Patienten mit Nierenzellkarzinom identifiziert werden (8 männlich, 6 weiblich; medianes Alter bei Diagnosestellung 54 Jahre – Bereich 31–64 Jahre), die im Anschluß an eine Tumornephrektomie hämodialysepflichtig wurden.

In 5 Fällen war das Nierenzellkarzinom in einer funktionellen Einzelniere aufgetreten; die Gegenniere war in je einem Fall durch Agenesie, Nephrolithiasis, ätiologisch unklare, nicht obstruktive Pyelonephritis, Analgetika-Nephropathie bzw. intraoperativ aufgetretene Nierenrindennekrose funktionsuntüchtig geworden.

In 9 Fällen hatten sich bilaterale Nierenzellkarzinome entwickelt, wobei fünfmal ein synchrones Auftreten zu verzeichnen war, während in 4 Fällen ein asynchrones Wachstum beobachtet wurde, hier trat nach Entfernung einer tumortragenden Niere in der verbliebenen, gesunden Restniere ebenfalls ein Hypernephrom auf, das nach 4, 5, 7 bzw. 11 Jahren zur Nephrektomie der kontralateralen Niere zwang.

Abbildung 3 zeigt die aktuarielle Überlebenskurve der 14 durch Tumornephrektomie hämodialysepflichtig gewordenen Patienten. Derzeit (Mai 1987) sind 8 Patienten verstorben und 6 Patienten sind noch am Leben, wobei 2 Metastasenbildung aufweisen. Die mediane Überlebenszeit der verstorbenen Patienten betrug 3 Jahre (Bereich 0,5–17 Jahre).

Natürlich stellen die genannten Fälle insofern ein ausgewähltes Krankengut dar, als die Tumornephrektomie jeweils nur bei Fehlen von Fernmetastasen vorgenom-

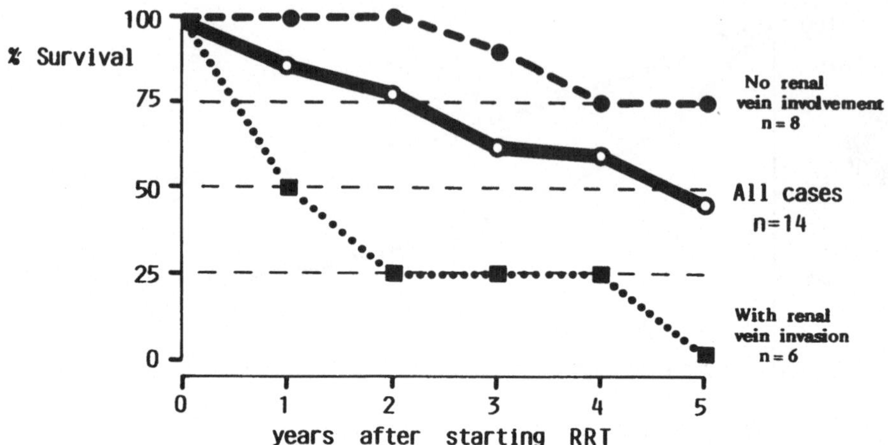

Abb. 3. Patienten-Überlebensraten von Patienten mit Nierenzellkarzinom unter Hämodialysebehandlung ($n=14$) mit zusätzlicher Darstellung der Prognose von Patienten mit Nierenveneneinbruch des Tumors ($n=6$) und ohne Nierenveneneinbruch ($n=8$). RRT = Renal Replacement Therapy

men wurde und auf Grund der unsicheren Langzeitprognose in jedem Falle ein sehr sorgfältiges Abwägen der Operationsindikation erfolgt war. Dennoch ist von Interesse zu prüfen, welche Faktoren die Lebensprognose dieser Patienten beeinflußten und woran die Patienten an der Dialyse verstarben.

Offensichtlich stellt der Nierenveneneinbruch des Tumor den wichtigsten Prädiktor einer schlechten Langzeitprognose dar. 6 Patienten hatten einen Nierenveneneinbruch, und nur einer dieser Patienten ist 3 Jahre postoperativ noch am Leben, wobei allerdings auch bei diesem Patienten schon Metastasen nachweisbar sind. Die anderen Patienten verstarben 0,5, 0,6, 0,7, 2 und 4 Jahre postoperativ. Die Todesursache war in all diesen Fällen das Auftreten von Fernmetastasen.

Dagegen hatten die Patienten ohne Nierenveneneinbruch eine deutlich bessere Prognose; hier überlebten 6 von 8 Patienten 5 Jahre, wobei nur einer der Überlebenden innerhalb dieses Zeitraums Metastasen entwickelte.

Aufgrund des relativ kleinen Patientengutes ist nicht festzulegen, inwieweit Angehen und Progredienz von Fernmetastasen durch die Hämodialysebehandlung begünstigt wird. Dieser Punkt ist von Interesse, da von einigen Autoren, allerdings nicht unwidersprochen, angegeben wird, daß bei Dauerdialyse die Tumorinzidenz erhöht sei [23, 24]. Experimentell konnte jedoch gezeigt werden, daß eine Urämie die Progredienz transplantabler Tumoren erhöht [25].

Zum Abschluß seien einige Kasuistiken angeführt, die aufzeigen, daß eine erfolgreiche Tumor-Nephrektomie im Einzelfall für den Patienten trotz anschließender Dialysepflichtigkeit einen Gewinn darstellen kann. Sie zeigen jedoch auch deutlich die Grenzen auf, die durch das Fortschreiten des Grundleidens diesem Vorgehen gezogen sind.

Kasuistiken

Fallbericht 1

Bei diesem 40jährigen Patienten war eine chronische Pyelonephritis bekannt. Bei kompensierter Niereninsuffizienz (Kreat. 2,8 mg/dl) mußte 1964 eine Tumornephrektomie durchgeführt werden. Histologisch fand sich ein Nierenzellkarzinom, welches nicht in die Nierenvenen eingedrungen war. 1968 mußte wegen Progredienz der Niereninsuffizienz die chronisch intermittierende Hämodialysebehandlung eingeleitet werden. 12 Jahre später wurde aufgrund eines „tertiären" Hyperparathyreoidismus mit ausgeprägter Hyperkalzämie eine Parathyreoidektomie durchgeführt. Histologisch fanden sich ein Parathyreoidea-Adenom und zusätzlich Metastasen eines Nierenzellkarzinoms im benachbarten Schilddrüsengewebe. Der Patient verstarb 2 Jahre später an den Folgen einer disseminierten Tumoraussaat, überlebte aber immerhin 17 Jahre lang nach der ursprünglichen Tumornephrektomie.

Fallbericht 2

Bei diesem 43jährigen Patienten war eine Nierenaplasie rechts bekannt. Bei einer Routineuntersuchung fiel in der verbliebenen linken Niere sonographisch ein zentralsitzender Tumor auf, der zur Nephrektomie zwang. Histologisch handelte es sich um ein Nierenzellkarzinom, Veneneinbrüche waren nicht nachweisbar. Der Patient erholte sich von dem Eingriff relativ gut, wies allerdings – wie viele anephrische Patienten – eine ausgeprägte, transfusionsbedürftige renale Anämie auf. Die ersten 2½ Jahre nach der Nephrektomie verlebte der Patient relativ gut, so daß eine Ausbildung zur Heimdialysebehandlung erwogen wurde. Dann traten jedoch innerhalb von kurzer Zeit Metastasen in Lunge, Skelett und Gehirn auf, und der Patient verstarb 4 Monate nach Erstmanifestation dieser Metastasen am disseminierten Tumorleiden.

Fallbericht 3

Bei diesem 63jährigen Mann waren im Rahmen einer allgemeinen Durchuntersuchung bilaterale, multilokulär sitzende Tumoren beider Nieren aufgefallen. Histologisch handelte es sich beidseits um mehrere Hypernephromknoten mit einem Durchmesser von bis zu 8 cm, jedoch ohne Veneneinbruch. Die Tumornephrektomie und anschließende Dialysebehandlung erfolgte im Mai 1984. Heute – 3 Jahre später – ist der Patient metastasenfrei am Leben und hat sich relativ gut an die Hämodialysebehandlung adaptiert. Eine Transplantation, die erwogen werden könnte, wird von ihm selbst nicht gewünscht.

Zusammenfassung

Bei Patienten mit Nierenzellkarzinomen kann sich über eine Tumor-assoziierte Glomerulonephritis oder über die Entwicklung einer systemischen Amyloidose eine hochgradige Niereninsuffizienz entwickeln; in der Regel handelt es sich dann aber um Spätstadien, die gleichzeitig schon eine diffuse Metastasierung aufweisen, so daß sich hier die Abwägung der Indikation zur Nephrektomie mit anschließender Hämodialysebehandlung meist nicht ergibt.

Schwierig ist dagegen die Entscheidung, ob bei Patienten mit bilateralem Nierenzellkarzinom bzw. bei Auftreten von Nierenzellkarzinomen in anatomischen oder funktionellen Einzelnieren die Resektion des tumortragenden Organs unter Inkaufnahme einer anschließenden Dauerdialysebehandlung zu einer nützlichen Verlängerung der Lebenserwartung des Patienten führen kann. Unsere Untersuchungen zeigen, daß die Tumornephrektomie bei Patienten, die zu Zeitpunkt der Diagnosestellung noch keine Fernmetastasen haben, eine sinnvolle Maßnahme sein kann, besonders wenn noch keine Tumoreinbrüche in das abführende Venensystem vorhanden sind. Der Nierenveneneinbruch des Tumors stellt nach unseren Ergebnissen den wichtigsten Prädiktor einer schlechten Langzeitprognose dar.

Bei Patienten unter langjähriger Hämodialysebehandlung scheint es gehäuft zur Ausbildung von Nierenzellkarzinomen zu kommen, besonders dann, wenn sich in den Schrumpfnieren eine ausgeprägte sekundäre Zystenbildung nachweisen läßt. Aus diesem Grunde sind regelmäßige, sonographische Untersuchungen der Nieren und der ableitenden Harnwege bei Hämodialysepatienten indiziert, um frühzeitig die Entwicklung von solchen Tumoren, die im Spätstadium auch Fernmetastasen bilden können, aufzudecken. Bei frühzeitiger Tumornephrektomie ist hier die Prognose relativ günstig.

Literatur

1. Eagen JW, Lewis EJ (1977) Glomerulopathies of neoplasia. Kidney Int 11:297
2. Bogaret R, de Loecker W, Tverdy G (1960) Amyloidose secondaire au carcinome renal. Etude clinique de trois cas. Acta Clin Belg 15:81
3. Vanatta PR, Silva FG, Taylor WE, Costa JC (1983) Renal cell carcinoma and systemic amyloidosis. Hum Pathol 14:196
4. Couser WG (1980) Renal cell cancer with amyloid disease. N Engl J Med 303:985
5. Penman HG, Thomson KJ (1972) Amyloidosis and renal adenocarcinoma: a postmortem study. J Pathol 107:45
6. Pigeaud M (1956) Amylose et cancer du rein. Thèse, Paris
7. Paraf A, Coste T, Rautureau J, Texier J (1970) La regression de l'amylose: disparition d'une amylose hépatique massive après néphrectomie pour cancer. Presse Méd 78:547
8. Dunnill MS, Millard PR, Oliver D (1977) Acquired cystic disease of the kidneys: a hazard of longterm intermittent maintenance hemodialysis. J Clin Pathol 30:686
9. Krempien B, Ritz E (1980) Acquired cystic transformation of the kidneys of dialysed patients. A histological study. Virchows Arch 386:189
10. Konishi F, Unkawa A, Kizada H (1980) Acquired cystic disease of the kidney and renal cell carcinoma on long-term hemodialysis. Acta Pathol Jap 30:847
11. Hughson MD, Hennigar GR, McManus JFA (1980) Atypical cysts, acquired renal cystic disease, and renal cell tumors in end-stage dialysis kidneys. Lab Invest 42:457
12. Ratcliffe PJ, Dunnill MS, Oliver DO (1983) Clinical importance of acquired cystic disease of the kidney in patients undergoing dialysis. Br Med J 287:1855
13. Scanlon MH, Karasick SR (1983) Acquired renal cystic disease and neoplasia. Complication of chronic hemodialysis. Radiology 147:837
14. Chung-Park M, Ricanati E, Lankerami M, Kedia K (1983) Acquired renal cysts and multiple renal cell and urothelial tumors. Am J Clin Pathol 79:238
15. Grantham JJ, Levine E (1985) Acquired cystic disease: Replacing one kidney disease with another. Kidney Int 28:99

16. Mikisch O, Bommer J, Bachmann S, Waldherr R, Mann J, Ritz E (1984) Multicystic transformation of kidneys in chronic renal failure. Nephron 38:93
17. Frerich FT (1851) Die Bright'sche Nierenkrankheit. Vieweg, Braunschweig, S 38ff
18. Bommer J, Ritz E, Waldherr R, Mion C, Slingeneyer A (1985) Acquired multicystic transformation of kidneys. Contrib Nephrol 48:189
19. Ota K, Yamashita N, Suzuki T, Agishi T (1981) Malignant tumours in dialysis patients. A nationwide survey. Proc Eur Dial Transplant Assoc 18:724
20. Jacobs C, Reach I, Degoulet P (1979) Tumeurs et hématopathies malignes chez les patients traités par dialyse iterative. Semin Uro-Néphrol 197
21. Ishikawa I (1987) Malignant potential of renal cell carcinoma in chronic hemodialysis patients. Xth International Congress of Nephrology, London (Abstract)
22. Schmiedt E, Rattenhuber U, Wieland W (1982) Parenchymatöse Nierentumoren. In: Hohenfellner R, Zingg EJ (Hrsg) Urologie in Klinik und Praxis, Bd 1. Thieme, Stuttgart New York, S 490–699
23. Matas AJ, Simmons RL, Kjellstrand CM, Buselmaier TJ, Najarian JS (1975) Increased incidence of malignancy during chronic renal failure. Lancet I:833
24. Kinlen LJ, Eastwood JB, Kerr DNS (1980) Cancer in patients receiving hemodialysis. Br Med J 14:1401
25. Subrane C, Jacobs C, Dubois M, Beaufils H, Maral J, Poupon MF, Judde JG, Jaudon C, Jacquillat C (1984) Influence of the uremic state on tumoral growth in the rat. IXth Int Congr Nephrol, Los Angeles, p 361 (Abstract)

Der Wert der systematischen radikalen Lymphadenektomie bei der Tumornephrektomie

A. SIGEL[1], A. HERRLINGER[2] und A. ALTENDORF[3]

Theoretische und morphologische Begründung

Das Karzinom der Niere metastasiert bekannterweise bevorzugt hämatogen über den venösen Abstrom aus der Niere. Daneben gibt es aber die regionäre lymphogene Absiedlung, die eine zeitlang stationär bleibt und dann weiter schreitet, entweder über direkte lymphovenöse Wege oder über den Ductus thoracicus. Wie weit und wie oft so primär- und sekundär-hämatogen aufeinander folgen oder auch alternativ vorsichgehen, wissen wir nicht. Die Tumornephrektomie, verbunden mit systematischer Lymphdissektion, trifft regionale Metastasierung in etwa 25% der Fälle an [2].

Ob sie zusätzlich auch in mikroskopisch unentdeckter Formation existiert, gehört zu den Ungewißheiten. Das Obduktionsgut verstorbener Nierentumorpatienten enthält am nächsthäufigen nach der pulmonalen die lymphogene Metastasierung. Die Angaben gehen von 30–55% [1, 4, 5; Tabelle 1]. Die übliche Nephrektomie erkennt nur die Inzidenz tumorpositiver Hiluslymphknoten, nicht aber die der paraaortalen oder der retroperitonealen [4]. Lymphknotenmetastasen ohne hämatogene Aussaat werden im Sektionsgut in 14,2% gefunden [4].

Tabelle 1. Häufigkeit des regionären Lymphbefalls bei Nierenkarzinom. Die beiden ersten Zeilen beinhalten operative Ermittlung, die drei letzten Zeilen geben Obduktionsergebnisse wieder

Parenchym-Ca. der Nieren			
Lymphogen regional Filiae	OP	FLD	= 14% [1]
Lymphogen regional Filiae	OP	SLD	= 22% [2]
Lymphogen regional Filiae		Obdukt.	= 40% [3]
Lymphogen regional Filiae		Obdukt.	= 30% [4]
Lymphogen regional Filiae		Obdukt.	= 63,6% [5]

[1,2] Urol. Klin. Univ. Erlangen-Nürnberg
[3] Pathol. Inst. Basel, Zollinger, H.U., 1966
[4] Pathol. Inst. Malmö, Hellsten, S., 1982
[5] Saitoh et al., Japan, 1982

[1] Urologische Klinik und Poliklinik der Universität, Maximiliansplatz, D-8520 Erlangen
[2] Stadtkrankenhaus, Urologische Klinik, D-8510 Fürth
[3] Tumorzentrum der Universität, Maximiliansplatz, D-8520 Erlangen

Das Nierenkarzinom. Hrsg. v. G. Staehler

Operative Taktik

Unsere therapeutische Taktik der Lymphdissektion im Verlaufe einer Tumornephrektomie gründete sich ursprünglich auf die Parallele nicht-seminomatöser Hodentumoren, die nicht ganz stimmt, weil die lymphogene Absiedlung des Nierentumors im Hilus renalis beginnt und sich von hier vor und hinter der Aorta und der Vena cava ausbreitet, auch von rechts nach links driften kann, kaum von links nach rechts, beides auch suprahilär [3]. Zwar nicht so vom theoretischen Ansatz her, aber praktisch operativ gibt es die Gemeinsamkeit mit der Lymphdissektion testikulärer Metastasen dahingehend, daß nur ein völlig ventraler Zugang die Lymphdissektion morphologisch korrekt ermöglicht, also die Entkleidung der großen Gefäße, die en bloc-Herausnahme von Dissektat und tumoröser Niere extrakapsular in einem. Jeder seitliche oder halbseitliche Zugang muß erst die tumoröse Niere entfernen, bevor die regionale Lymphdissektion nachfolgen kann, dies dann in zwangsläufig kontaminiertem Feld. Die eben gelegten Ligaturen der Haupt- und Nebengefäße sind erneut zu

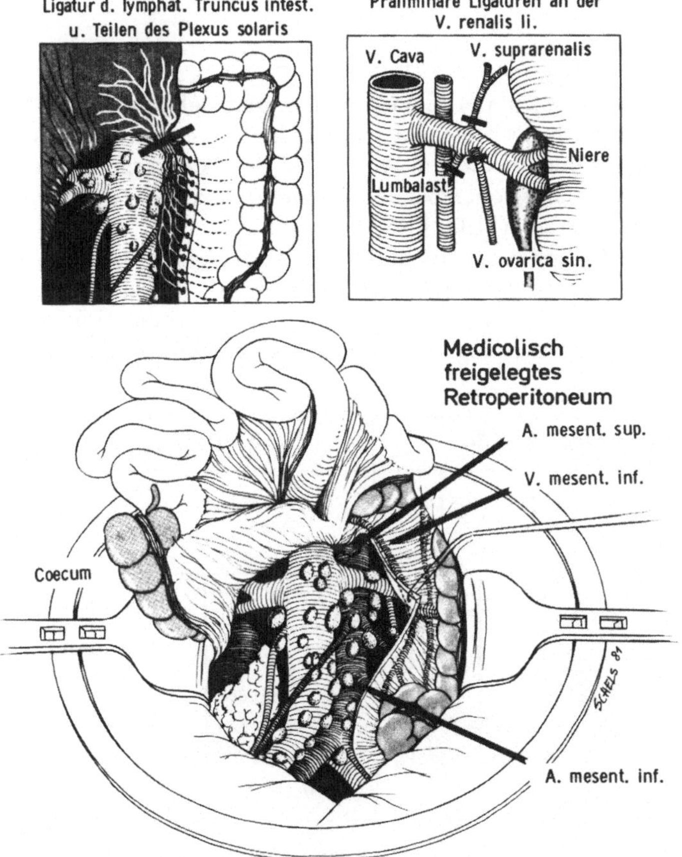

Abb. 1. Mediale, transplikale Freilegung des Feldes der primären Devaskularisierung des Nierentumors (exakt non touch) und zugleich der regionären en bloc Lymphdissektion

handhaben. Der umgekehrte Weg dagegeben, der primär mediokolische transplikale Zugang hat es einfacher und ist ungehindert, systematisch en-bloc zu dissezieren, aufsteigend angefangen in der Höhe der A. mesenterica inferior bei linksseitigen Tumoren, rechts in Höhe der Gabelung der Vena cava (Abb. 1). Links trifft die aufsteigende Dissektion zwangsläufig auf die A. renalis, die vorläufig nur abgeklemmt wird. Im Schutz dieser Klemme wird die Vena renalis sinistra an der Vena cava abgetrennt. Dann folgt an der so devaskularisierten linken Niere die restliche Dissektion auf der Fascia lumbo dorsalis nach oben bis zum Zwerchfell, alles en-bloc mit der Tumorniere, Lumbalgefäße mitunterbindend. Bei rechtsseitigen Nierentumoren erlaubt es der transplikale Zugang initial die A. renalis dextra am Abgang von der Aorta abzutrennen, wobei die von Höhe der Bifurkation aufsteigende interaortokavale Dissektion die wesentliche präparatorische Vorarbeit leistet. Die systematische perikavale Dissektion beim rechtsseitigen Tumor durchtrennt sämtliche Lumbalgefäße dieser Seite und stößt auf die rechte Vena renalis, die je, ob sie Tumorzapfen enthält oder nicht, mit optimaler Übersicht und Gefäßkontrolle zu handhaben ist.

Unsere Diaspora

Teilweise in Zweifel, ob das Konzept der regionären Lymphdissektion für den Nierentumor stimmt, teilweise auch noch mehr der optimalen non-touch Technik zutrauend, die nur auf transplikalem medianem Weg dieses Prädikat verdient, so also geriet ein Teil unserer Lymphdissektionen bei der Tumornephrektomie nicht immer systematisch, sondern nur fakultativ (SLD, FLD).

Während systematische Lymphdissektion durchschnittlich 22 Lymphknoten entfernt, waren es bei der fakultativen nur durchschnittlich 5 (Abb. 2). Von unseren damals insgesamt 4 Operateuren blieben 2 konsequent, die beiden anderen machten fallweise die Konzession an das ursprüngliche Konzept. So kamen wir am Ende zu

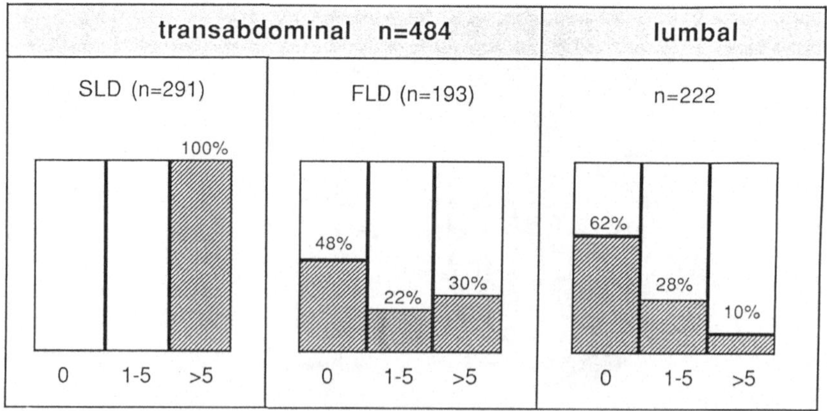

Abb. 2. Operationsmorbidität des Nierenkarzinoms unserer Klinik binnen 15 Jahren (1970–1985, $n = 706$), die Zugangswege, die alternative Handhabung der Lymphdissektion und die davon abhängige Relation von pN+

unseren beiden Serien (Abb. 2). Die Zuordnung zu SLD oder FLD erfolgte bei der Aufarbeitung des Operationspräparates durch den Pathologen.

Methodik der Nachuntersuchung

Die Methodik der Nachuntersuchung (Follow-up) war für beide Serien streng identisch. Errechnet wurden die nicht-alterskorrigierten Überlebenszeiten nach der Actuarial Methode (Cuttler u. Ederer). In unserer prospektiv ausgelegten Studie sind konsekutiv und lückenlos die Daten aller Patienten des Beobachtungszeitraumes erfaßt und verfügbar. Die Richtlinien der pathologischen Befundung und Klassifikation nach dem TNM-System waren durchweg die gleichen (Prof. P. Hermanek und Dr. Giedl, Pathohistologische Abteilung unserer Chirurg. Universitätsklinik). Die Datenauswertung lag in Händen des interdisziplinären Tumorzentrums unserer Universität (Dr. A. Altendorf, Dr. S. Hofrichter), also völlig unbeeinflußt von den Operateuren.

Komplikationen

Wir begannen unsere Lymphdissektion beim Nierentumor 1970 und halten sie im erwähnten Ausmaß bis heute durch. Unsere nach pTNM gegliederte Morbidität geht aus Abb. 3–8 hervor. In der postoperativen Phase ist nur ein einziger Patient gestorben, und dies an einer Lungenembolie. Unsere durchschnittliche postoperative klini-

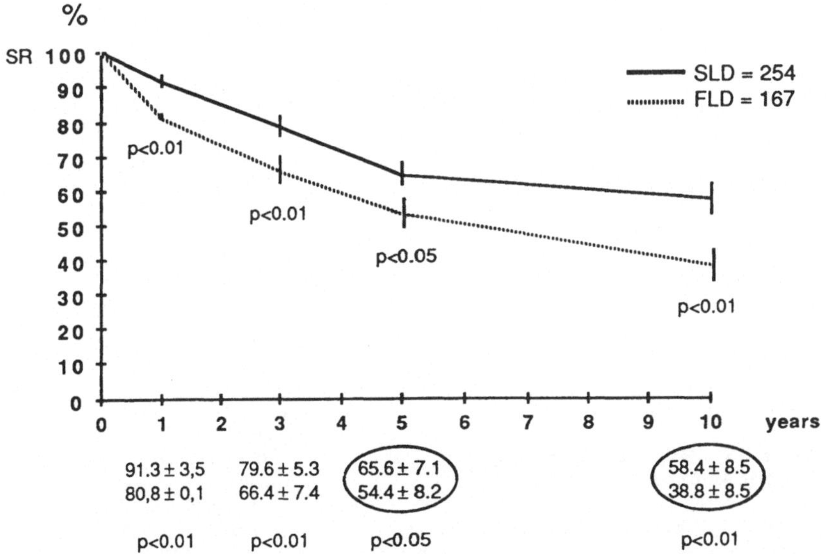

Abb. 3. Die Stadien pT1, Vo-1, No-3, Mo, Ro (Robson I–III) erreichen mit systematischer Lymphdissektion (SLD) eine metastasenfreie 5-Jahres-Überlebenszeit von 65,6 ± 7,1%, dagegen nur 54,4 ± 8,2% mit fakultativer Lymphdissektion (FLD). Die 10-Jahres-Ergebnisse betragen 58,4 ± 8,5% (SLD) zu 38,8 ± 8,5% (FLD), ein Unterschied von 20%

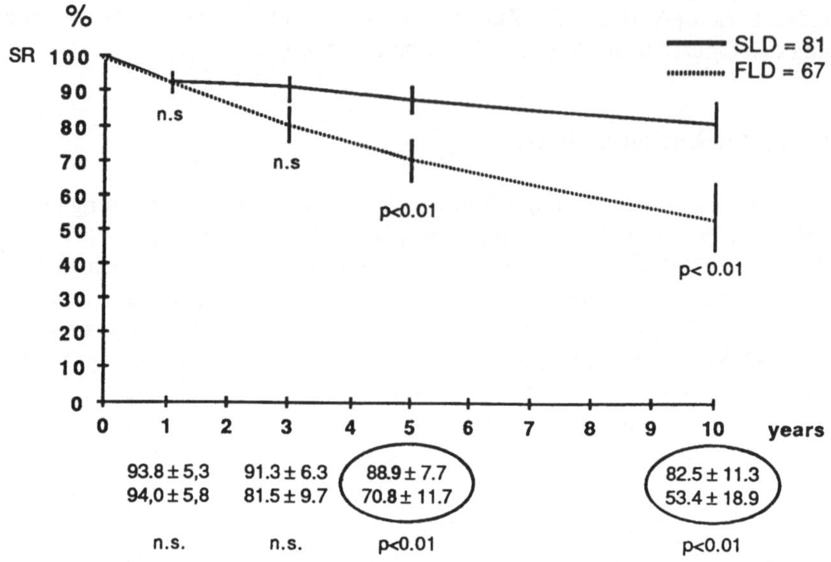

Abb. 4. Die Stadien pT1-2, Vo, No, Mo, Ro (Robson I) erreichen mit SLD eine metastasenfreie 5-Jahres-Überlebenszeit von 88,9 ± 7,7% mit FLD nur 70,8 ± 11,7%. 10 Jahre postoperativ betragen die Ziffern 82,5 ± 11,3% (SLD) zu 53,4 ± 18,9% (FLD)

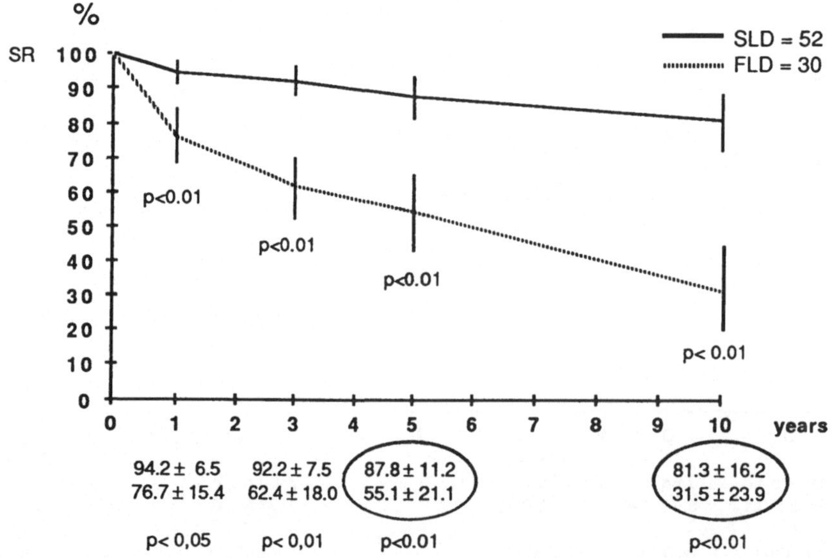

Abb. 5. Die Stadien pT3, Vo, No, Mo, Ro (Robson II) erreichen mit SLD eine metastasenfreie 5-Jahres-Überlebenszeit von 87,8 ± 11,2%, mit FLD nur 55,1 ± 21,1%. Nach 10 Jahren ist die Differenz noch krasser mit 81,3 ± 16,2% (SLD) zu 31,5 ± 23,9% (FLD). Eine so enorme Differenz kann auf Spätentfaltung primär mikroskopisch angelegter lymphogener Absiedlung hinweisen

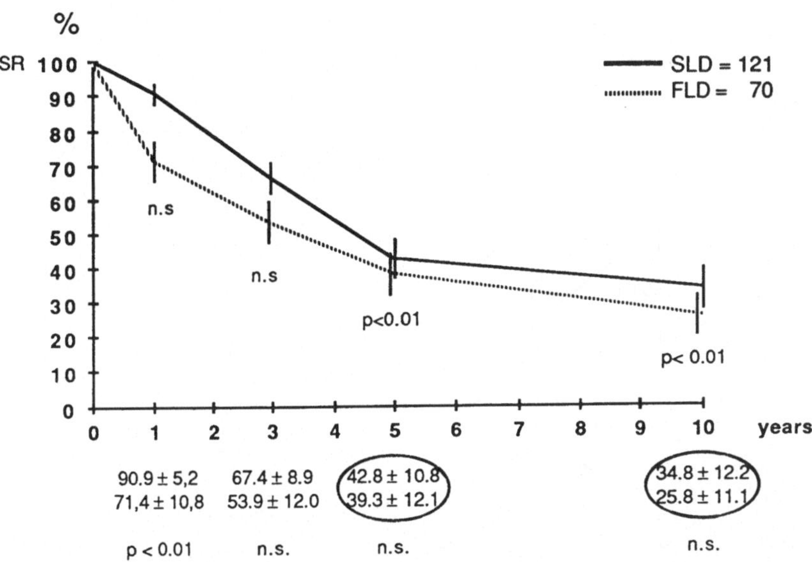

Abb. 6. Die Stadien pT1–3, V1, No-3, Mo, Ro (Robson III) erreichen eine 5-Jahres-Überlebenszeit nur noch von 42,8 ± 10,8% bei SLD, bei FLD von 29,3 ± 12,1%. Die 10-Jahres-Ergebnisse betragen 34,8 ± 12,2% (SLD) zu 25,8 ± 11,1% (FLD). Nach 5 Jahren ist der Unterschied in dieser Gruppierung mithin nicht groß, nach 10 Jahren beträgt er 11%

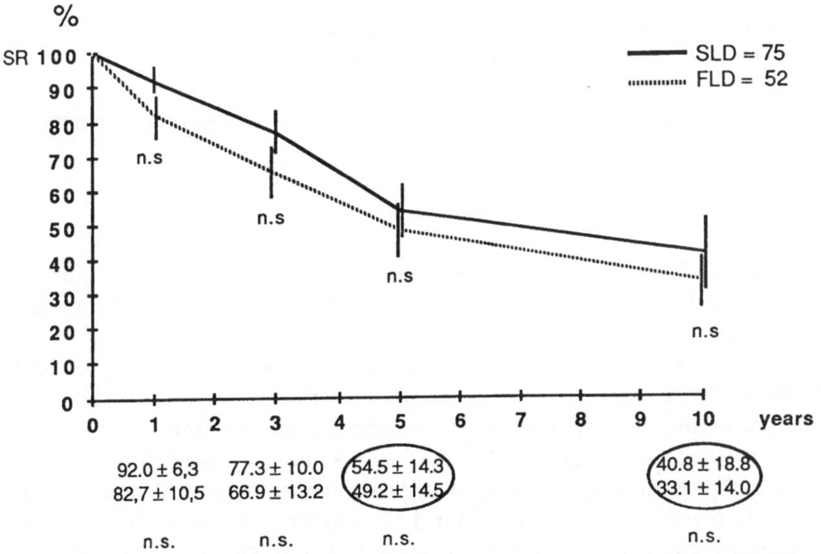

Abb. 7. Die Stadien pT1–3, V1, No, Mo, Ro (Robson IIIa) erreichen höhere Überlebensraten als Robson III. Die 5 Jahre metastasenfreie Überlebenszeit beträgt bei SLD 54,5 ± 14,3% zu 49,2 ± 14,5% (FLD). Die 10-Jahres-Überlebenszeit beträgt 40,8 ± 18,8% zu 33,1 ± 14,0%. Die Unterschiede sind geringer, weil die hämatogene Metastasierung die Lymphdissektion im Wert stark mindert

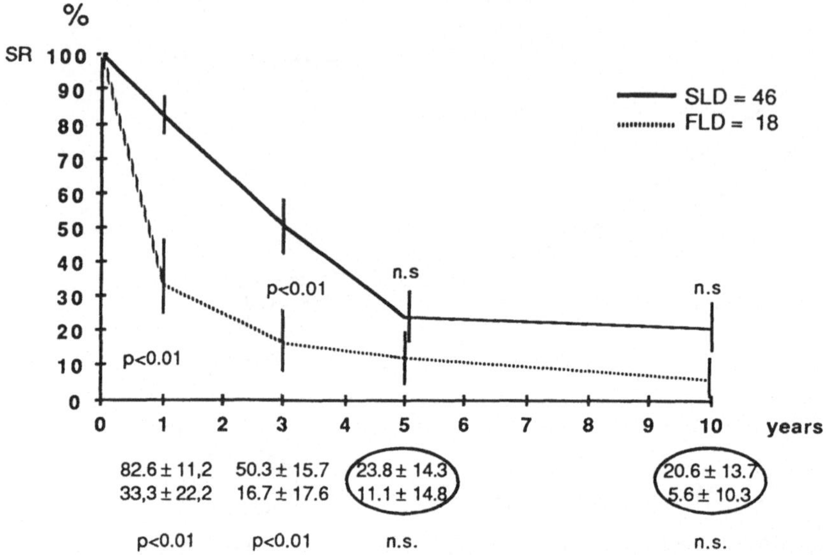

Abb. 8. Die Stadien pT1–3, Vo-1, No-3, Mo, Ro (Robson IIIb + c) sind naturgemäß gekennzeichnet durch die ungünstigsten aller OP-Ergebnisse. Dennoch bestehen große Unterschiede zwischen SLD und FLD, vor allem in den ersten 4 Jahren. Die 5-Jahres-Überlebenszeit unterscheidet sich mit 12,7% (23,8 ± 14,3% zu 11,1 ± 14,8% bei SLD, die 10-Jahres-Werte mit 15% (20,6 ± 13,7% SLD zu 5,6 ± 10,3% FLD)

sche Verweildauer beträgt selten länger als 10 Tage. Lymphfisteln über die Wunddrainage kommen selten vor, sie können bis zu 14 Tage persistieren. Lymphozelen haben wir sonographisch noch seltener gesehen, nur zweimal waren sie punktionsbedürftig, alle anderen haben sich von selbst innerhalb von 4–6 Wochen resorbiert.

Unsere Ergebnisse

Sie haben uns ziemlich überrascht. Es interessieren dabei weniger die 5-Jahresergebnisse als die 10-Jahresüberlebensraten. Die kurativen Stadien I–III zusammengenommen, überleben nach 10 Jahren zu 58,4% bei Patienten mit systematischer Lymphdissektion (SLD), nur zu 38,6% bei Patienten mit fakultativer Lymphdissektion (FLD), dies bei völlig identischer non-touch Technik, d. h. arterielle Ligatur vor venöser, Devaskularisieren vor jeglicher Manipulation an der Tumorniere.

Die Frage, ob diese optimale non-touch Technik mehr Gewicht habe als die Lymphdissektion, kann mit dieser Studie nicht beantwortet werden. Schlüsselt man die Überlebensraten weiter auf, so schlägt für die Stadien I und II eine Verbesserung von SLD gegenüber FLD um 29 bzw. 50% besonders auffällig zu Buche, dies obwohl diese Stadien definitionsgemäß frei sind von regionärer Lymphmetastasierung (Abb. 4, 5).

Ein Stagingeffekt mag hier beteiligt sein, in dem möglicherweise bei der fakultativen Lymphdissektion nicht alles tumorhaltige Lymphgewebe entfernt wurde und somit Stadium I und II (sicherlich auch Stadium IIIa) öfter zu Unrecht unterstellt wurde als es tatsächlich zutraf. Dennoch weist die Stadium II-Kurve noch mehr als die vorherige auf mögliche Spätentfaltung primär angelegter regionärer Absiedlung hin, die am meisten offene Frage in der Naturgeschichte der Nierentumoren. Die krasse Differenz in der Überlebensstatistik von 32% in der 5 Jahres- und 50% in der 10-Jahresüberlebensrate für Stadium II müßte von anderen Zentren dringend überprüft werden. Es hätte enorme praktisch klinische Bedeutung.

Im Stadium III (Abb. 6), wo vaskuläre Tumorinvasion wie regionäre lymphogene Metastasierung zusammengefaßt sind, verlaufen die Überlebenskurven fast deckungsgleich, sowohl was die 5 wie die 10 Jahreskurve betrifft. Hier könnte man die Lymphdissektion in Frage stellen, jedoch kann die diagnostisch histologische Abklärung erst postoperativ erfolgen, mithin hat der Operateur keine Chance der Vorauswahl.

Schlüsselt man das Stadium III weiter nach IIIa (makroskopischer Tumoreinbruch in Nierenvenen) auf, so bleibt hier der Parallelismus zwischen systematischer und fakultativer Lymphdissektion weitgehend bestehen, dennoch bleibt die SLD auch hier noch überlegen (Abb. 7). Die Ergebnisse für die Stadien IIIb + c (Metastasierung in die regionalen Lymphknoten, Abb. 8) sind erwartungsgemäß die ungünstigsten, dennoch schneidet auch hier die systematische Lymphdissektion auch wesentlich besser ab als die fakultative. So überleben nach SLD noch 20% der Patienten dieser Gruppe 10 Jahre, während es nur 5,6% sind aus der Gruppe der FLD. Außerdem schneidet die Gruppe mit SLD in den ersten 3 Jahren statistisch signifikant besser ab als die 2. Gruppe, wahrscheinlich eine Folge operativer Tumorverkleinerung bei definitionsgemäß kurativer Resektion (R0).

Schlußfolgerung

Streng nach pTNM-System aufgegliedert, weisen wir an 421 Fällen nach, daß die systematische regionäre Lymphdissektion des Nierentumors dem Verzicht auf diese Maßnahme graduell abgestuft deutlich überlegen ist. Es ist uns bis heute keine einzige prospektive Studie bekannt, die dieser fundamentalen Frage nachgegangen wäre.

Unsere 10-Jahres-Ergebnisse nach SLD übertreffen diejenigen vergleichbarer operativer Serien. Aus diesem Grunde wiederholen wir unsere Aufforderung an andere Zentren, unsere Methodik und unsere Ergebnisse eigenständig zu überprüfen, damit Klarheit in das bis jetzt umstrittene Thema einzieht.

Literatur

1. Hellsten S, Berge T, Linell F, et al (1982) Clinically unrecognized renal cell carcinoma. An autopsy study. In: Renal tumors: Proceedings of the First International Symposium on Kidney Tumors, LISS, New York, pp 273–275
2. Herrlinger A, Schrott KM, Sigel A, et al (1984) Results of 381 transabdominal radical nephrectomies for renal cell carcinoma with partial and complete en-bloc lymph-node dissection. World J Urol 2: 114–121

3. Marshall FF, Powell KC (1982) Lymphadenectomy for renal cell carcinoma: Anatomical and therapeutic considerations. J Urol 128:677–681
4. Saitoh H, Hida M, Nakamura K, et al (1982) Metastatic process and potential indications of treatment for metastatic lesions of renal adenocarcinoma. J Urol 128:916–918
5. Zollinger H (1986) Niere und ableitende Harnwege. In: Doerr W, Uehlinger E (Hrsg) Spezielle pathologische Anatomie, Bd 3. Springer, Berlin Heidelberg New York, S 682–698

Prognose des Nierenkarzinoms nach Tumornephrektomie mit Lymphadenektomie

B. Liedl, G. Staehler und P. G. Fabricius[1]

Einleitung

Nach wie vor bestehen unterschiedliche Meinungen hinsichtlich des operativen Vorgehens beim Nierenkarzinom. Während sich der transabdominale Zugang weitgehend durchgesetzt hat, wird der Wert der Lymphadenektomie weiterhin kontrovers diskutiert. Anhand einer retrospektiven Auswertung des eigenen Krankenguts soll die Prognose des Nierenkarzinoms nach Tumornephrektomie mit Lymphadenektomie ermittelt und der Wert der Lymphadenektomie beurteilt werden.

Operationstechnik

In der Regel wird die Tumornephrektomie vom Oberbauchquerschnitt aus vorgenommen, der einen ausgezeichneten Zugang zum kranialen Retroperitonealraum erlaubt und mit nur einer geringen postoperativen Morbidität belastet ist. Nach laterocolischer Längsinzision des Peritoneums wird der Nierengefäßstiel präpariert und die Renalis-Gefäße unterbunden, wobei möglichst zunächst die Arterie ligiert wird. Erst danach wird die Niere mitsamt der Fettkapsel und der Nebenniere en-bloc reseziert. Nach den ausführlichen anatomischen Untersuchungen von Parker [6] erfolgt normalerweise der Hauptlymphabfluß von der rechten Niere in die para-, retro-, präkavalen und interaortokavalen Lymphknoten, hingegen fließt die Lymphe von der linken Niere hauptsächlich in die para, prä- und retroaortalen Lymphknoten, nicht hingegen direkt in die interaortokavalen Lymphknoten. Entsprechend dieser unterschiedlichen Verteilung werden die Lymphknotenketten vom Nierengefäßstiel bis zur Aortenbifurkation entfernt. Hierzu können zumindest bei jüngeren Patienten gefahrlos mehrere Lumbalgefäße unterbunden werden. Zusätzlich werden auf der tumortragenden Seite die suprahilären Knoten paraaortal links bzw. retrokaval rechts entfernt [5].

Krankengut

Im Zeitraum vom Juli 1978 bis Juni 1985 wurden an der urologischen Universitätsklinik München 465 Tumornephrektomien vorgenommen. Patienten mit Mehrfachkarzinomen ($n = 30$), doppelseitigen Karzinomen ($n = 8$) und nicht als Nierenzellkarzinome klassifizierte Tumoren ($n = 21$) wurden ebensowenig zur Auswertung

[1] Urologische Klinik und Poliklinik der Universität, Klinikum Großhadern, Marchioninistr. 15, D-8000 München 70

Das Nierenkarzinom. Hrsg. v. G. Staehler

herangezogen wie Patienten, die unzureichend dokumentiert ($n = 13$) oder bei denen keine Folgeerhebungen möglich waren ($n = 15$). Von den verbleibenden 378 Fällen wurde 88mal keine Lymphadenektomie vorgenommen. Somit wurden im genannten Zeitraum insgesamt 286 Kranke einer radikalen Tumornephrektomie mit Lymphadenektomie unterzogen. Das Tumorstadium T1–2, N0, M0 lag in 157 Fällen (55%), das Stadium T3–4, M0, N0 in 80 Fällen (28%) vor. 20 Patienten (7%) wiesen Lymphknotenmetastasen ohne Fernmetastasen auf, entsprechend der Tumorklassifikation T1–4, N1–4, M0. 29 Kranke entsprechend 10% des Kollektives hatten bereits Fernmetastasen mit oder ohne Lymphknotenmetastasen entsprechend der Tumorklassifikation T2–4, N0–4, M1. Von den 378 tumornephrektomierten Patienten betrug die Geschlechtsverteilung Männer zu Frauen 66% zu 34%, das Durchschnittsalter wurde mit 57,5 Jahren bestimmt (21–86 Jahre).

Ergebnisse

Operationsletalität

Intraoperativ und innerhalb der ersten 30 postoperativen Tage starben 4% des Gesamtkollektivs von 378 Kranken, die einer Tumornephrektomie unterzogen wurden. Im Kollektiv der 286 Patienten, die zusätzlich lymphadenektomiert wurden, betrug die Operationsletalität nur 2,7%. Das Gesamtkollektiv weist eine erhöhte Operationsletalität auf, da es Patienten enthält, die aufgrund des fortgeschrittenen Tumorleidens oder hoher internistischer Risiken nicht einer Lymphadenektomie zugeführt wurden. Die Ausweitung der Operation infolge der Lymphadenektomie hatte intraoperativ zu keinen nennenswerten Problemen geführt. Postoperativ war in 34% der Fälle eine verlängerte postoperative Drainage (mehr als 6 Tage) infolge eines anhaltenden Lymphflusses erforderlich. Postoperativ zeigten sich 8 Lymphozelen, von denen 5 therapiebedürftig waren (offene Revision bzw. perkutane Drainage). Ein Anhalt für eine Erhöhung der Letalität infolge der Lymphadenektomie konnte nicht gesehen werden.

Häufigkeit des Lymphknotenbefalls

Im Gesamtkollektiv fanden sich in 12,5% der Fälle Lymphknotenmetastasen. Patienten der Klassifikation NX ($n = 41$) wurden hierbei nicht berücksichtigt. Abbildung 1 zeigt die Abhängigkeit des Lymphknotenbefalls vom T-Stadium, vom Venenbefall und vom Differenzierungsgrad. Das Diagramm veranschaulicht, daß sowohl mit Zunahme des T-Stadiums als auch des Venenbefalls und des Differenzierungsgrades häufiger mit einem Lymphknotenbefall zu rechnen ist. Das Krankengut enthält sowohl einen T1-Tumor als auch vier G1-Tumoren mit einer Lymphknotenmetastasierung.

Überlebensraten bei Tumornephrektomie mit Lymphadenektomie

Abbildung 2 zeigt die nach Cutler und Ederer berechneten Überlebensraten der lymphadenektomierten Kranken. Die Gesamt-2-Jahresüberlebensrate dieser 286 Patienten betrug 78% und die 5-Jahre-Überlebensrate 67%. Bei diesem hohen Wert

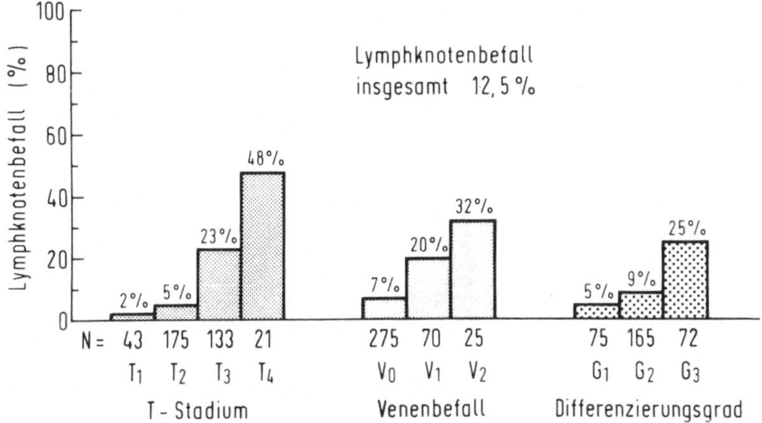

Abb. 1. Lymphknotenbefall (N 1–4) bei tumornephrektomierten Patienten in Abhängigkeit von T-Stadium, Venenbefall und Differenzierungsgrad (Juli 1978–Juni 1985)

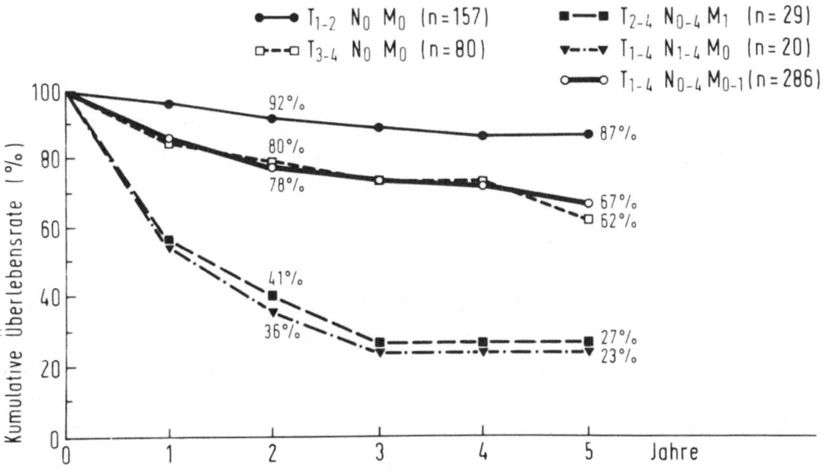

Abb. 2. Überlebensrate bei Tumornephrektomie mit Lymphadenektomie ($n = 286$)

ist zu berücksichtigen, daß der Anteil von Patienten mit nicht metastasiertem Tumor gegenüber früher, auch gegenüber früheren Publikationen aus unserem Hause, weiter gestiegen ist. 20,5% aller Nierentumoren wurden zufällig anläßlich einer Oberbauchsonographie entdeckt. Die Kranken mit niedrigeren T-Stadien (T 1–2) und fehlender Metastasierung weisen eine 2-Jahres-Überlebensrate von 92% und eine 5-Jahresüberlebensrate von 87% auf. Hingegen haben die Kranken mit bereits nachgewiesener Lymphknoten- und Fernmetastasierung weiterhin eine schlechte Prognose mit einer 5-Jahresüberlebensrate von etwa 25%.

Tabelle 1. 5-Jahres-Überlebensrate bei Tumornephrektomie mit und ohne Lymphadenektomie (Literaturangaben)

Autor	Anzahl der Fälle	5-Jahres-Überlebensrate (%)		Empfehlung zur LAE
		Gesamt	mit LK ⊕	
Mit Lymphadenektomie				
Skinner (1971)	309	44		⊕
Robson (1982)	162	56		⊕
Siminovitch (1982)	9		11	⊕
Schmiedt (1982)	346	50	10	⊕
Giuliani (1983)	104	46	34 ($n = 15$)	⊕
Herrlinger (1984)	381	60	35	⊕
L.M.U.-München (1986)	286	67	23 ($n = 20$)	⊕
Ohne Lymphadenektomie				
Chatelain (1982)	168	55		⊖
Haschek (1982)	243	44		⊖

Diskussion

Beim Literaturvergleich (Tabelle 1) zeigen sich differierende Angaben hinsichtlich der Gesamt-5-Jahresüberlebensrate bei Vornahme der Lymphadenektomie, die zwischen 44 und 67% liegt [3, 5, 7–10]. Ein Grund für die hohe Überlebensrate von 67% im eigenen Krankengut ist zum Teil sicherlich durch den hohen Anteil noch nicht metastasierter T1 und T2-Tumoren (55%) bedingt, die eine 5-Jahresüberlebensrate von sogar 87% aufweisen. Insbesondere der häufige Einsatz der Oberbauchsonographie hatte in den letzten Jahren zu einer verbesserten Frühdiagnose der Nierentumoren geführt. Die alleinige Nephrektomie, also ohne Lymphadenektomie, scheint mit 44–57% schlechter abzuschneiden [1, 4], wobei diese Fälle allerdings zum Teil operationstechnisch anders angegangen wurden, z.B. vom Lumbalschnitt aus [4], der bezüglich der sofortigen Ligatur der Arterie sicherlich nachteiliger ist. Bei positivem Lymphknotenbefall beträgt die 5-Jahresüberlebensrate trotz Lymphadenektomie zwischen 10 und 35% [3, 5, 8, 9], im eigenen Krankengut 23%. Wegen der schlechten Prognose wäre für diese Fälle eine adjuvante Therapie wünschenswert.

Die Lymphadenektomie wird weiterhin empfohlen, da das präoperative Lymphknotenstaging trotz Einsatzes des Computertomogramms und der Kernspintomographie unsicher bleibt und bereits bei T1 und T2-Stadien mit einer Lymphknotenmetastasierung zu rechnen ist. Verzicht auf Lymphadenektomie hieße, Tumorgewebe in Lymphknoten in 2 bis 48% der Fälle je nach T-Stadium zu belassen. Kürzlich berichteten Fischer et al. [2] über 94 Patienten, die radikal nephrektomiert, jedoch wegen fehlendem präoperativen Anhalt für Lymphknotenmetastasierung nicht lymphadenektomiert wurden. 6 der Kranken entwickelten innerhalb der beiden ersten Jahre nach Nephrektomie isolierte Lymphknotenmetastasen am Nierenstiel ohne Fernmetastasierung. Wegen immer noch fehlender wirksamer adjuvanter Chemotherapie bringt unserer Meinung nach die Lymphadenektomie einen geringen therapeutischen Gewinn ohne Erhöhung der Letalität.

Literatur

1. Chatelain C (1982) Results of radical nephrectomy without lymphadenectomy in renal cell carcinoma. In: Renal tumor. Proceedings of the First International Symposium on Kidney Tumors. Liss, New York, pp 475–480
2. Fischer N, Levens W, Rübben H, Lutzeyer W (1986) Lokoregionäre Rezidive nach radikaler Tumornephrektomie ohne Lymphknotendissektion. In: Verhandlungsbericht der Deutschen Gesellschaft für Urologie. 37. Tagung. Thieme, Stuttgart New York
3. Giuliani L et al (1983) Results of radical nephrectomy with extensive lymphadenectomy for renal cell cancer. J Urol 130:664
4. Haschek H (1982) In: Klinische und experimentelle Urologie, Bd 2, Diagnostik und Therapie des Nierenkarzinoms. Zuckschwerdt, München S 130–139
5. Herrlinger A, Sigel A, Giedl J (1984) Methodik der radikalen transabdominalen Tumornephrektomie mit fakultativer oder systematischer Lymphdissektion und deren Ergebnisse an 381 Patienten. Urologe A 23:267–274
6. Parker AE (1935) Studies on the main posterior lymph channels of the abdomen and their connections with the lymphatics of the genito-urinary system. Am J Anat 56:409–443
7. Robson CJ (1982) Results of radical thoraco-abdominal nephrectomy in the treatment of renal cell carcinoma. In: Renal tumor. Proceedings of the First International Symposium on Kidney Tumors. Liss, New York, pp 481–488
8. Schmiedt E, Rattenhuber U (1982) In: Klinische und experimentelle Urologie, Bd 2, Diagnostik und Therapie des Nierenkarzinoms. Zuckschwerdt, München, S 134–139
9. Siminovitsch JP, Montie JE, Straffon RA (1982) Lymphadenectomy in renal adenocarcinoma. J Urol 127:1090–1091
10. Skinner DG, Colvin RB, Vermillion CD, Pfister RC, Leadbetter WF (1971) Diagnosis and management of renal cell carcinoma. A clinical and pathologic study of 309 cases. Cancer 28: 1165–1176

Surgical Management of Vena Cava Tumor Thrombus (Retrohepatic-extracardiac): Role of Lower Torso Circulatory Arrest

K. B. Cummings[1]

The intraoperative management of renal cell carcinoma (RCC) with intraluminal inferior vena caval extension demands well conceived exacting surgery.

Renal cell carcinoma is predominantly a hypervascular tumor deriving its blood supply from the renal artery. Invasion of the intrarenal veins is a common event with extension into the renal veins reported to occur in 30% of cases [1, 2]. Tumor propagation in renal vein is by direct extension with the tumor thrombus carrying its own blood supply perisitized from the renal artery. The incidence of intraluminal inferior vena caval extension is reported to range from 4–10% [3, 4]. This event will frequently be noted at the time of selective renal arteriography as previously reported by Kahn (1965) and represents the radiographic appearance of tumor vessels within the tumor thrombus (Fig. 1a, b) [5]. Propagation of tumor growth within the lumen of the inferior cava is in the direction of venous flow. Because of the relative shortness of the right renal vein, inferior vena caval tumor thrombi occur more frequently with right sided tumors [6]. The reported incidence of extension of inferior vena caval tumor thrombi to the right atrium ranges from 14–41% [4, 6, 7]. Kerney reporting on 24 cases of inferior vena caval tumor thrombi managed surgically, delineated the level of caval extension, noting that 16% were supradiaphragmatic, 46% attained at the level of hepatic veins, and 38% were subhepatic in location [8]. The incidious natural history of intraluminal growth may be appreciated from Kaufman's report of the value of inferior vena cava grams in which he noted that 50% of patients with complete caval occlusion had no associated symptoms [9]. The growth rate in these cases obviously permitted the development of sufficient collateral venous return to the heart from the lower torso via the lumbar and azygos system to obviate symptoms referable to caval obstruction (Fig. 19).

Rationale for Aggressive Surgical Extirpation

Initial reports of inferior vena cava extension from RCC reflected a uniformly poor prognosis [6, 10, 11]. Marshall (1970) reported 11 such patients, 8 of whom were dead or dying 1 year postoperatively [3]. Skinner (1972) reported a 55% 5-year survival (6 of 11 patients) and a 43% 10-year survival (4 of 11 patients) [12]. It is noteworthy that none of the 6 survivors had lymph node involvement or preoperative evidence of metastatic disease [13]. This observation when applied to other series provides the general guidelines for operative intervention. Schefft and associates reviewed 21 patients who underwent surgical extirpation for RCC extending into the inferior vena cava. Six of the 12 patients (50%) in whom there was no evidence of metastatic disease preoperatively and who had complete removal of all ap-

[1] University of Wisconsin, Department of Surgery, Madison, WI, USA

Das Nierenkarzinom. Hrsg. v. G. Staehler

parent tumor survived from 1–10 years postoperatively [14]. DeKernion's review of the natural history of metastatic renal cell carcinoma in 86 patients revealed a dismal prognosis for those patients who had evidence of metastatic disease at the time of diagnosis (41 patients). One year survival for this group was less than 10%, with the majority of patients dead within 6 months [15]. Several similar reports failed to support aggressive surgical intervention when systemic disease is evident at the time of diagnosis [16, 17].

Regional lymph node or contiguous organ involvement is acknowledged to significantly shorten survival. Skinner reported no survivors when there was involvement of the renal vein as well as regional nodes [13]. This suggests that such tumors are biologically different having achieved direct vascular extension as well as invasion of lymphatics with metastases to regional nodes.

There are no hard data which state that involvement of the regional nodes and inferior vena cava at the time of nephrectomy portends as dismal a prognosis as the presence of distant metastases.

Technological advances including cardiopulmonary bypass and circulatory arrest of the lower torso have permitted operative intervention with acceptable mortality and morbidity even in patients with supradiaphragmatic inferior vena caval tumor extensions. The reported operative mortality for radical nephrectomy and extirpation of inferior vena caval tumor thrombi from collected series which number in excess of 20 cases per series ranges from 4–15% [3, 14]. It is my opinion that intraluminal inferior vena caval extension from renal cell carcinoma, regardless of its distal extent, should not contraindicate aggressive surgical extirpation. However, preoperative evidence of distant metastases would preclude patients from surgical consideration. Additionally, the presence of grossly positive regional lymph nodes or contiguous organ involvement noted at the time of surgical exploration would suggest that aggressive extirpative surgery would not have merit.

Classification of Inferior Vena Caval Tumor Thrombi

A detailed radiographic evaluation of the limits of vena caval tumor thrombi is central in the planning of surgical intervention. Computerized axial tomography (CAT) scans and "real time" ultrasound have shown promise in defining intracaval tumor thrombi [18, 19]. However, at present inferior venacavography remains the most accurate method of defining the limits of an intracaval thrombus and demonstrating the magnitude of collateral venous return (Fig. 2a, b). In cases of complete obstruction of the vena cava or when there remains question regarding the level of distal extension (above the hepatic veins or supradiaphragmatic) a right heart cath is necessary (Fig. 3a, b).

The details of the surgical approach are dependent on the level of intracaval extension. Involvement of the right heart will require employment of cardiopulmonary bypass. Supradiaphragmatic-intrapericardial and infradiaphragmatic-retrohepatic requires intrapericardial control of inferior vena cava. If collateral venous return is insufficient to permit an adequate cardiac output, the circulating blood volume can be effectively divided by cross-clamping the aorta at the diaphragmatic hiatus permitting temporary circulatory arrest of the lower torso with normal perfusion of the

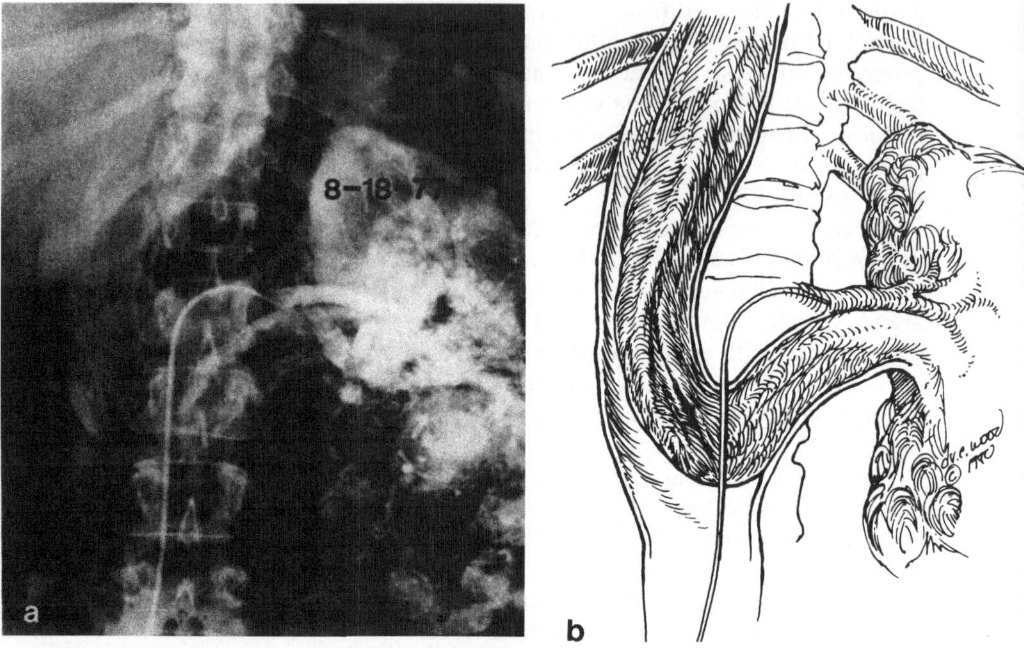

Fig. 1a, b. Selective renal arteriography demonstrating arterialized tumor thrombus

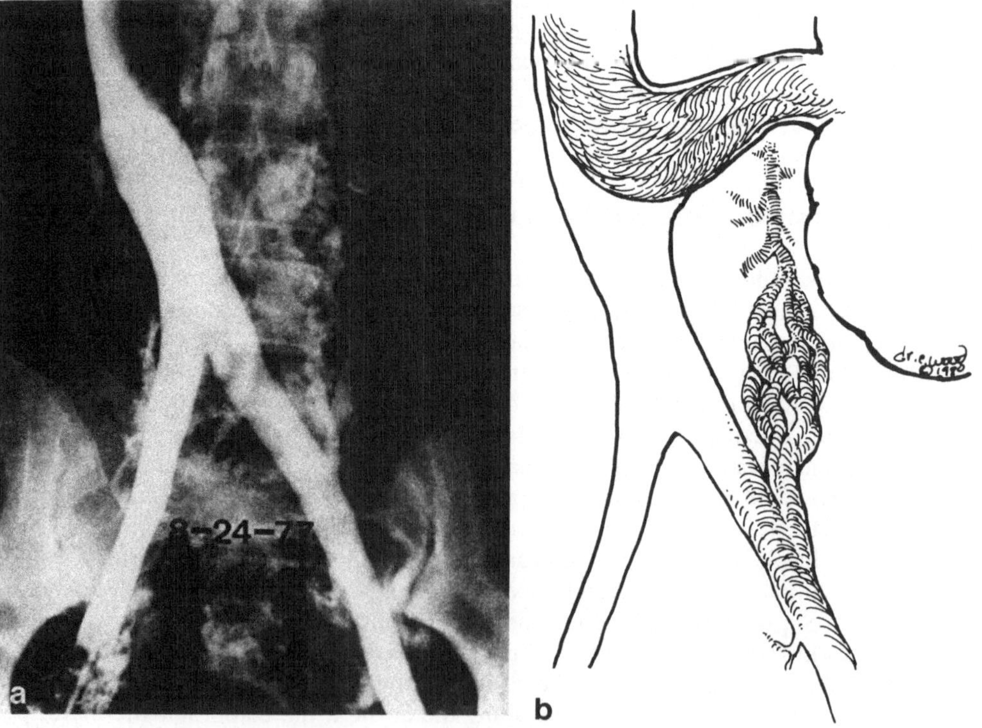

Fig. 2a, b. Inferior vena cavography showing tumor thrombus

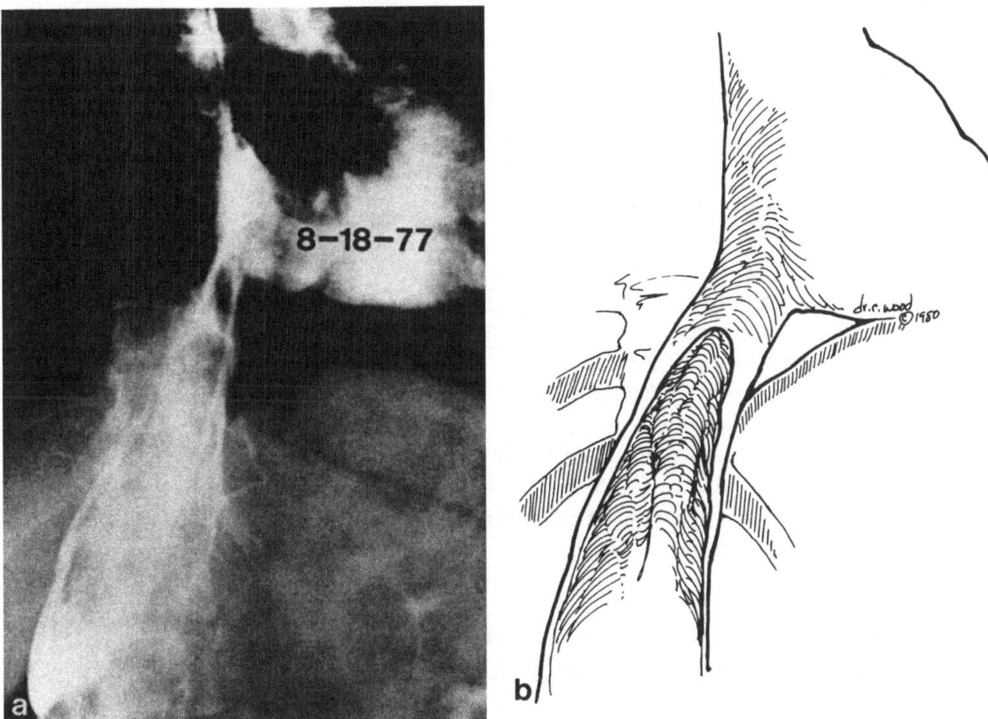

Fig. 3a, b. Right heart catheterization for visualization of apex of tumor thrombus

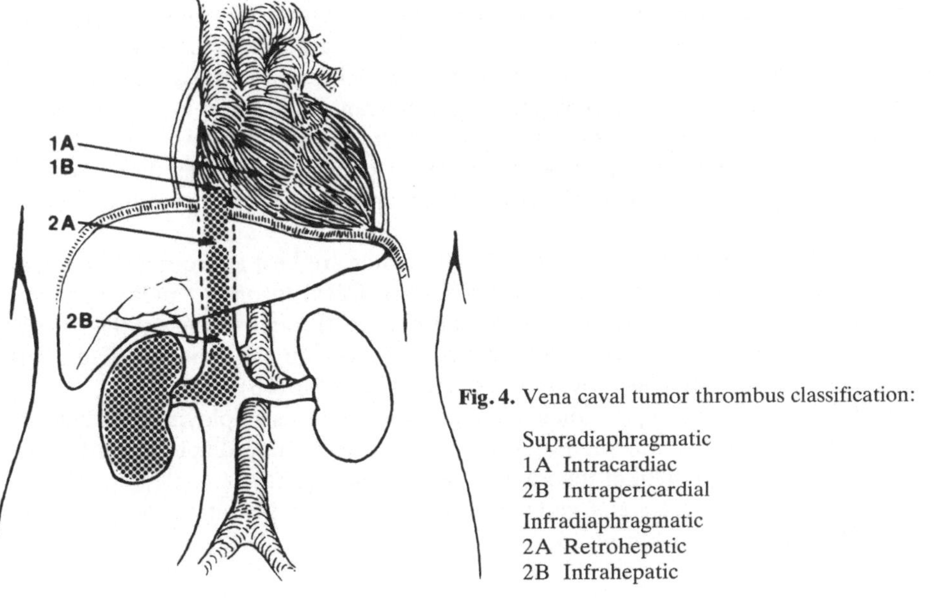

Fig. 4. Vena caval tumor thrombus classification:

Supradiaphragmatic
1A Intracardiac
2B Intrapericardial

Infradiaphragmatic
2A Retrohepatic
2B Infrahepatic

upper torso. Infrahepatic and limited caval extension from the renal vein are managed in the same fashion.

A classification of the intraluminal caval extension can be established based on the level of the involvement and surgical approach necessary (Fig. 4).

Surgical Considerations

Systemic vascular control is essential to the prevention of intraoperative complications (tumor embolization to the lung, uncontrolled hemorrhage, and failure to perform a complete tumor thrombectomy). The information gleaned from cavography will both classify the intracaval thrombi with respect to location, and provide information relative to the collateral venous return, which will permit anticipation of patient tolerance of proximal caval occlusion. The absence of significant collateral venous return will predict the need for achieving circulatory arrest of the lower torso by cross clamping the aorta. A description of the principles of surgery and technical considerations in extirpation of caval thrombi is best approached on the basis of the established classification.

Supradiaphragmatic–Intrapericardial (1B) and Infradiaphragmatic–Hepatic (2A)

A tumor thrombus which extends intraluminally in the vena cava to the level of the hepatic veins (retrohepatic) or supradiaphragmatic but not into the heart requires a similar surgical approach. It is necessary to gain proximal caval control intrapericardially above the apex of the tumor thrombus. Technical variation will be dictated by the kidney involved and the magnitude of the collateral venous return. Patients who do not have complete caval obstruction either by tumor thrombus or "bland" thrombus which forms below the tumor thrombus (infrarenally in location) rarely develop significant venous collateral. In such patients intrapericardial interruption of the inferior vena caval return will result in significant diminution in venous return, cardiac output, and result in profound hypotension. This can be prevented by temporary circulatory arrest to the lower torso which effectively divides the circulating blood volume with resulting perfusion of the upper torso at normal pressure and flow [20].

Caval thrombi eminating from a left renal tumor are best approached through a midline incision with the patient supine (Fig. 5a). Caval thrombi eminating from a right sided tumor may alternatively be approached through a high (8th–9th rib) thoracoabdominal incision with the patient positioned in the modified flank with torque of the lower torso as previously described [21] (Fig. 5b).

The author's choice of position is supine for these lesions employing a midline abdominal incision with a median sternotomy to permit supradiaphragmatic intrapericardial vascular control of the inferior vena cava (Fig. 5a).

The points and sequence of vascular interruption for a 1B intracaval right renal tumor thrombus is shown in Fig. 6.

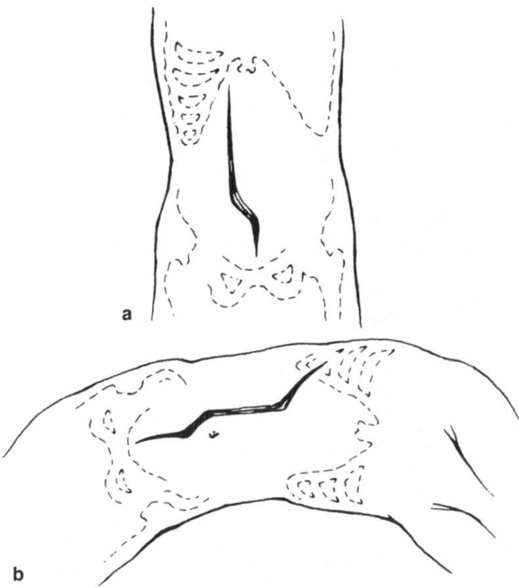

Fig. 5a, b. Options for surgical incisions. **a** Midline incision with patient in supine position. **b** High thoraco-abdominal incision with patient in modified flank position

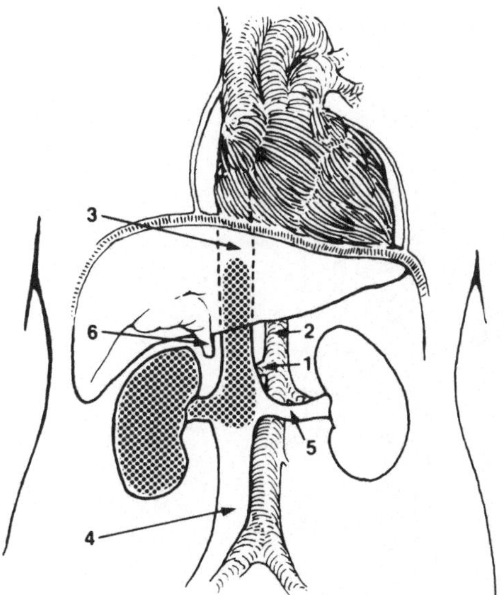

Fig. 6. Sequence of vascular interruption for a 1B intracaval right renal tumor:

1. Right renal artery
2. Proximal aorta
3. Proximal I.V.C.
4. Distal I.V.C.
5. Left renal vein
6. Porta hepatis

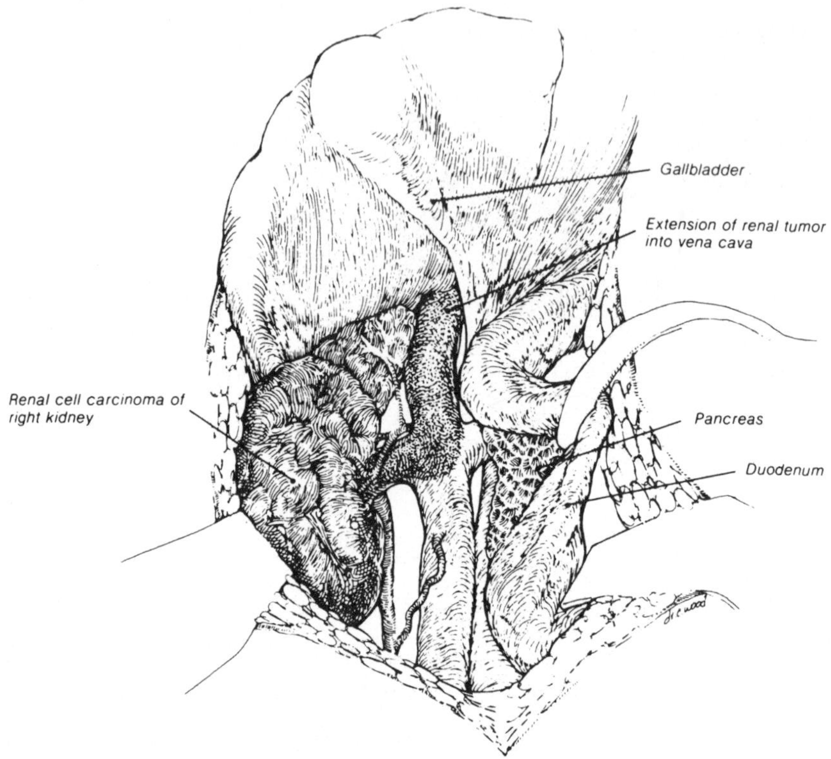

Fig. 7. Retroperitoneal mobilization in preparation of surgical field for right-sided tumor

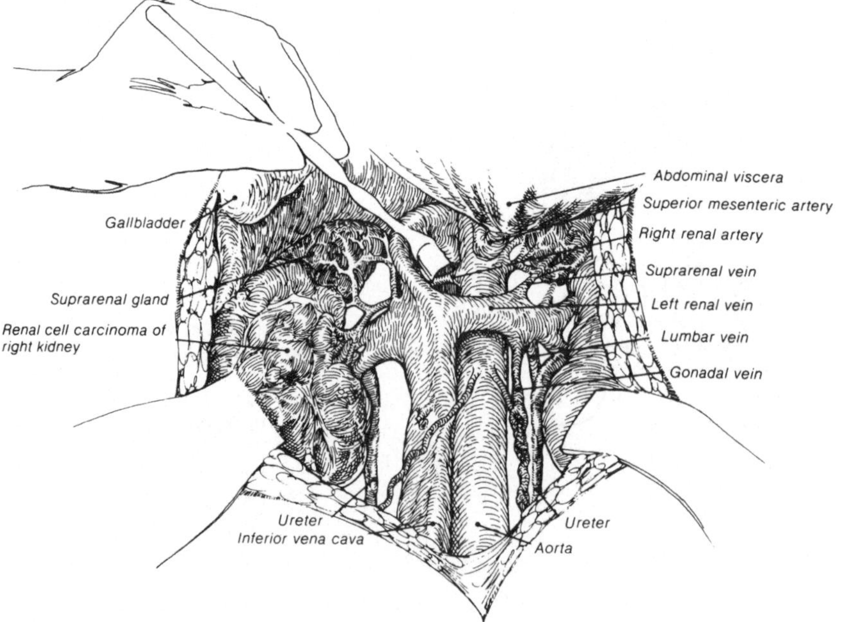

Fig. 8. Preparation of operative bed for surgical extirpation

Surgical Technique

An intra-arterial and Swan-Ganz catheter are placed before exploratory laparotomy. After the abdomen is explored and a careful examination for evidence of metastatic disease is completed, the right and transverse colon, small bowel mesentery and duodenum are mobilized to the left with interruption of the inferior mesenteric vein if this structure teathers adequate mobilization (Fig. 7). The bowel is then placed in a Lehey bag and retracted cephalad exposing the retroperitoneum, right renal tumor and retroperitoneum vessels (Fig. 8). Careful exploration of the renal hilum is then performed with excision of any suspicious nodes and submission of these for frozen section. If the patient is considered to be a suitable surgical candidate the renal artery is ligated employing 2 ligatures of 0-silk (Fig. 8). Ligation of the renal artery may result in shrinkage of the tumor thrombus.

Next the abdominal incision is extended cephalad with a median sternotomy. Bone wax is applied to the incised surface of the sternum to control bleeding and the pericardium is opened and its edges secured to the drapes at the wound margins with interrupted 2-0 silk sutures. Palpation of the intrapericardial inferior vena cava will reveal the apex of the tumor thrombus subsequent to which a cardiac tourniquet loop is employed to secure the proximal inferior vena cava (Fig. 9). Temporary occlusion of the inferior vena cava is performed and the vital signs observed. When collateral circulation is not adequate as witnessed by a significant drop in systemic blood pressure it will be necessary to cross clamp the aorta at the diaphragmatic hiatus above the celiac axis (Fig. 10).

When this decision has been made, attention is returned to the abdomen and the operative field is prepared for execution of thrombectomy from the inferior vena cava and radical nephrectomy. The liver is next delivered free of its diaphragmatic attachments (coronary and triangular ligaments) by incising these and exposing the bare area of diaphragm (Figs. 11, 12) [22]. Exposure for this is not difficult and is facilitated by the previously performed median sternotomy. This then permits the liver to be rotated medially exposing the retrohepatic cava. There are usually several small hepatic veins caudad to the main hepatic veins which are best interrupted thus providing greater exposure which facilitates tumor thrombectomy (Fig. 12). Additionally, the proximal lumbar veins are identified and interrupted with care to prevent disruption in the continuity of the intraluminal caval thrombus. The inferior vena cava is then further exposed and a Rummel tourniquet is passed about the distal vena cava just above the bifurcation (Fig. 13). Prior palpation will define the presence of a distal "bland" thrombus and its extent. When a "bland" thrombus extends below the bifurcation of the vena cava into the iliac veins it will be necessary to gain venous vascular control distal to the limits of the "bland" thrombus. A Rummel tourniquet is then placed about the left renal vein and left loosely in position (Fig. 13). If it is not necessary to cross clamp the aorta, it is advisable to place a vascular tape about the left renal artery. This tape may be employed to secure the renal artery in the event that collateral venous drainage (left adrenal and left gonadal) are inadequate to prevent venous engorgement of the left kidney when the main left renal vein is occluded. It has been estimated that 25% of the inferior vena caval return is from the hepatic veins and despite aortic cross clamping, venous bleeding from the portal vascular bed via the hepatics will impair adequate visualization of the interior

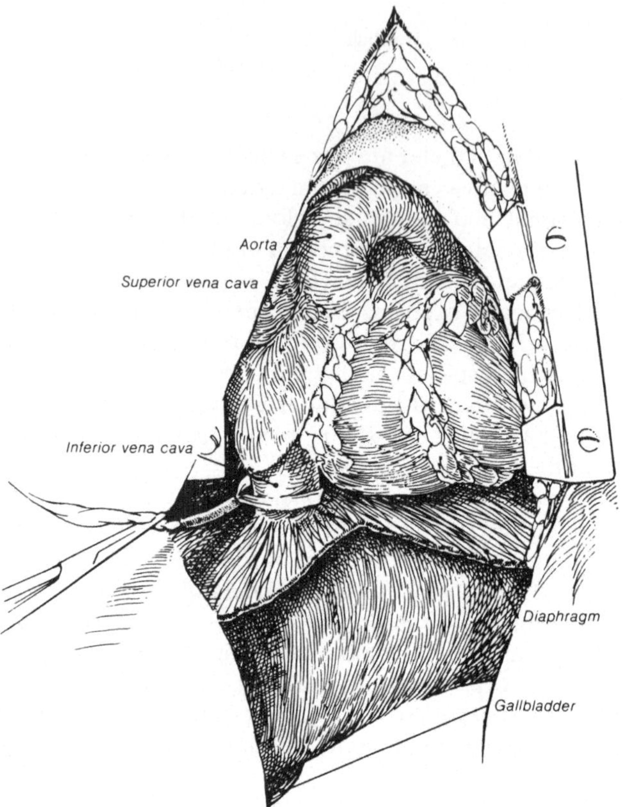

Fig. 9. Intrapericardial control of inferior vena cava

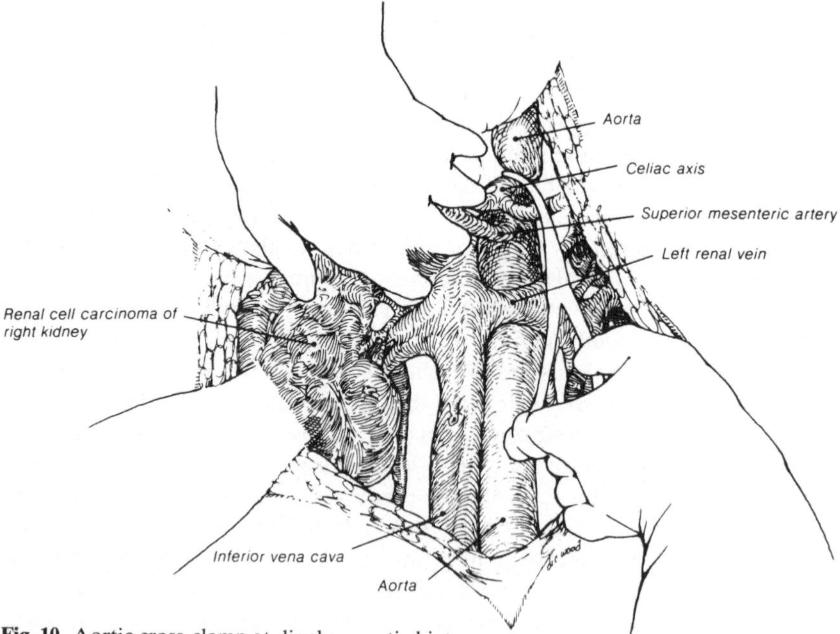

Fig. 10. Aortic cross-clamp at diaphragmatic hiatus

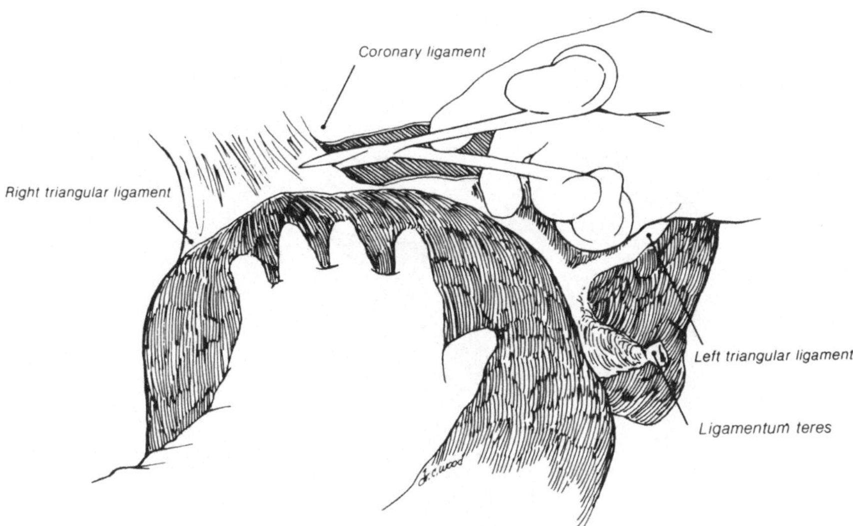

Fig. 11. Mobilization of the liver

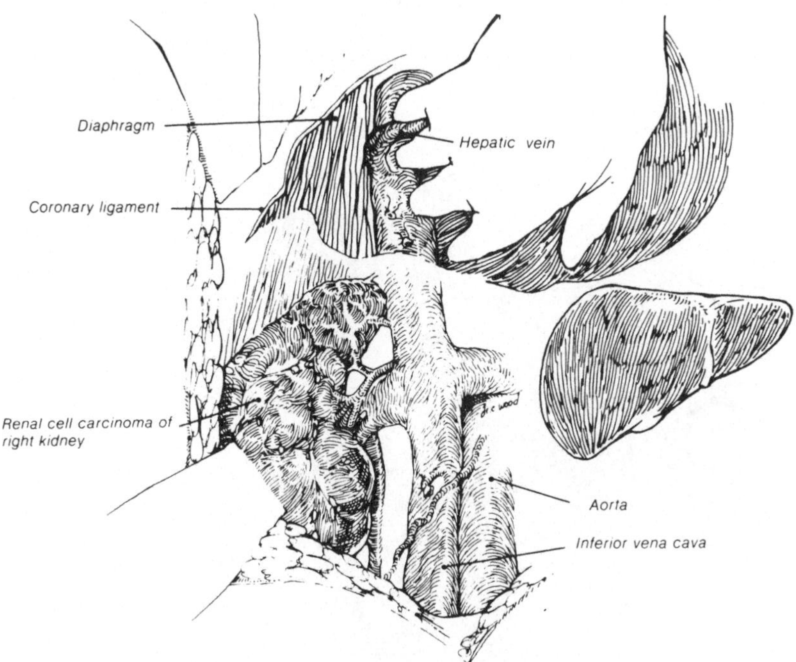

Fig. 12. Surgical exposure of retrohepatic cava

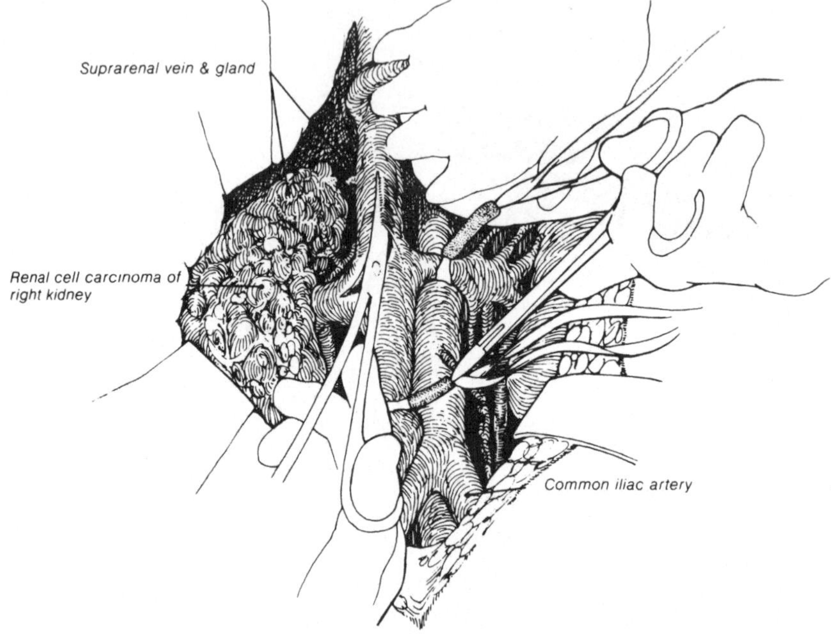

Fig. 13. Completed vascular isolation of inferior vena cava and initiation of cavotomy

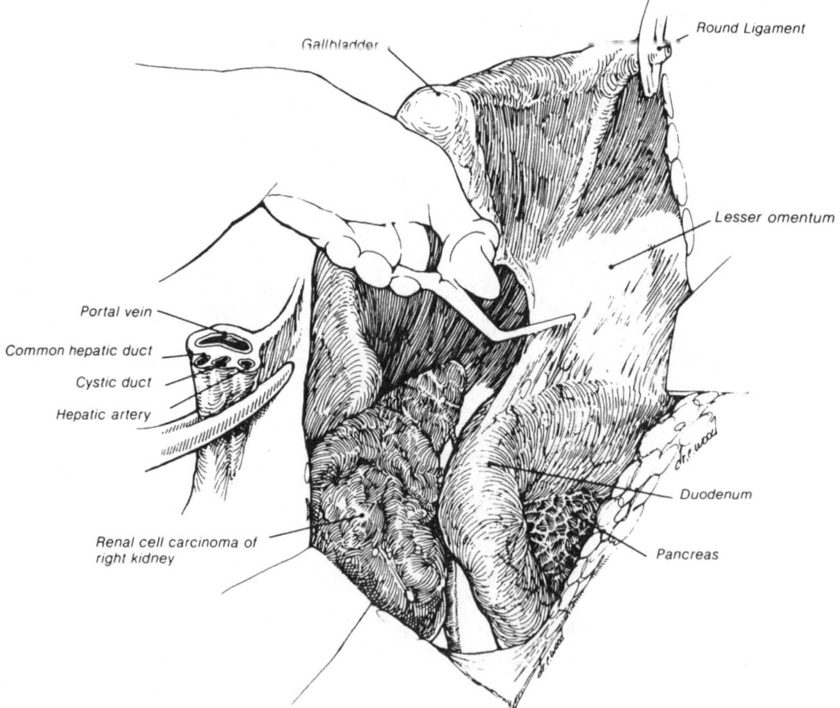

Fig. 14. Vascular control of porta hepatis

of the vena cava at the time of thrombectomy [23]. This can be markedly reduced by employing Pringle's maneuver (cross clamping the porta hepatis) (Fig. 14) [24]. At the foramen of Winslow the porta hepatis is easily defined between the index finger and thumb. An alternative to cross clamping the porta hepatis in its entirety is to dissect out the vascular structures (portal vein and hepatic artery) and secure these with vascular tapes. This has a theoretical advantage of preventing crush injury to the common duct but is considered by the author an unnecessary additional step (Fig. 14). The aorta is then exposed at the diaphragmatic hiatus above the celiac axis sufficiently to permit occlusion with an aneurysm clamp under direct vision (Fig. 10).

Prior to vascular isolation of the inferior vena cava from the right atrium to the pelvis it is advisable to administer 25 gm of mannitol intravenously and to give a single dose of heparin. It is the intent that this will provide protection against renal and hepatic injury as well as thrombotic phenomena in the lower torso should circulatory arrest be prolonged due to extended cross clamp times.

The patient is then placed in a 20° trandelenburg position. First the aorta is cross clamped. When the pulmonary wedge pressure increases to 15 mm of mercury and systemic blood pressure is 120 mm of mercury the intrapericardial inferior vena cava is occluded. Occlusion of the abdominal aorta and the intrapericardial inferior vena cava effectively divides the circulating blood volume in half. Attention to the systemic arterial and left ventricular filling pressures allows precise sequential clamping of the aorta and vena cava to avoid upper torso hypervolemia or hypovolemia. Venous return from the lower extremities constitutes a major source of blood loss at a time of cavotomy and is eliminated next by distal caval occlusion (Fig. 13). An atraumatic occlusive clamp is next applied to the portahepatus (Fig. 14) and the remaining Rummel tourniquet on the left renal vein occluded (Fig. 13).

An incision in the vena cava is initiated with a semitar (# 12 blade) and the remainder of the cavotomy performed with Pott-Smith scissors proximally to a level just below the hepatic veins (Fig. 13). As an aid in tumor thrombus extraction, a # 20 French Foley catheter with 30 cc balloon was found to be satisfactory and less traumatic than a Fogarty catheter [20, 25]. The catheter is advanced through the cavotomy until its tip can be palpated above the apex of the tumor thrombus within the pericardium. The tumor thrombus will usually be delivered intact with gentle downward traction on the catheter and manual caval compression (Figs. 15, 16).

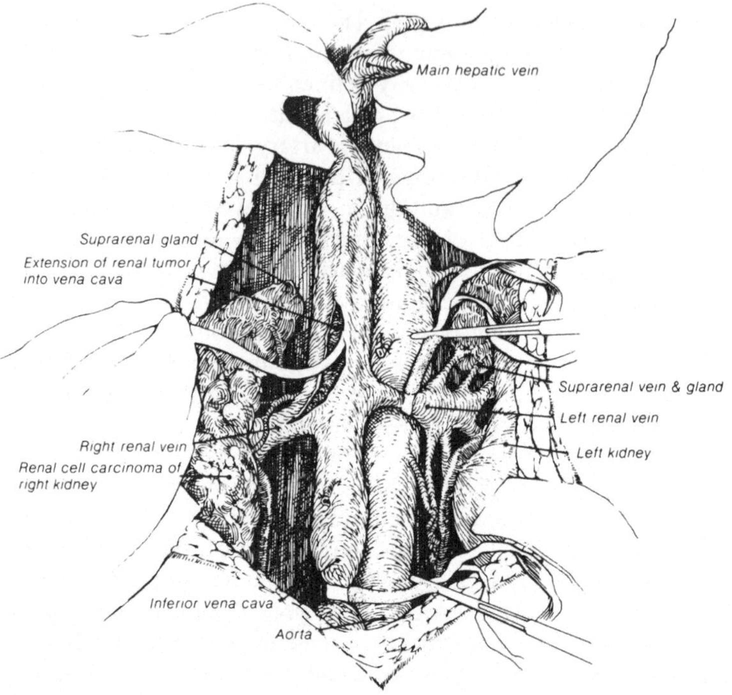

Fig. 15. Technique for extraction of tumor thrombus from inferior vena cava

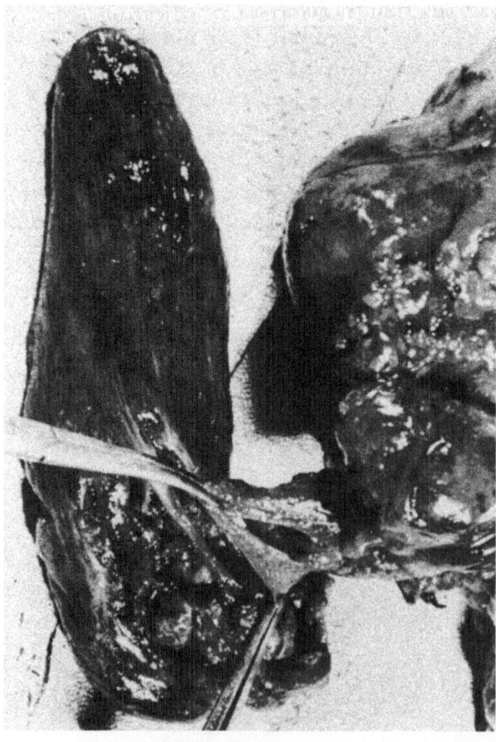

Fig. 16. Extracted intact tumor thrombus

Any bleeding encountered results from uncontrolled lumbar veins and blood remaining in the liver draining via the hepatic veins. We have found that ordinary disposable suction allowed for clear visualization of the inferior vena cava and thus permitted precise rapid removal of the tumor thrombus. Tumor adherence to the intima of the vena cava is loose with actual invasion of the caval wall a rare event [26]. Kitner dissection of the thrombus from the intima of the cava may be necessary. Under certain circumstances, the adherence is greater and insertion of the index finger into the cavotomy below the hepatic veins will enable most surgeons to reach the level of the right atrium and free any residual attached thrombi fragments. The inferior vena cava is next flushed vigorously with sterile water. A Satinski clamp is then placed across the cavotomy and the remaining posterior wall of the renal vein transected and its proximal end secured (Fig. 17). The sequence of removal of the various vascular clamps is important to allow evacuation of air and debris before systemic circulation is restored and to avoid hypotension (Fig. 18). First the left renal vein tourniquet is released followed by removal of the clamp on the porta hepatis. The Satinski clamp is briefly vented with the caval edges secured to insure adequate replacement of the clamp subsequent to the escape of entrapped air. The position of the patient (20° trandelenburg) protects against air embolization and promotes egress through the cavotomy as the isolated cava fills with blood. Next the aortic cross clamp is released and the occlusive tourniquets at the distal and proximal cava are released (Fig. 18). The cavotomy is closed with a running 5-0 prolene suture which is then oversewn to provide a two layer caval closure. Radical nephrectomy and regional lymphadenectomy are then performed. In patients with significant collateral circulation via the azygos and phrenic veins care must be taken during nephrectomy when mobilizing the posterior and subphrenic portions of the kidney. Frequently, accessory venous tributaries from the involved kidney will communicate with this venous network and be blindly transected. After delivery of the kidney the renal bed should be carefully explored for venous bleeding. These veins in the retroperitoneum and beneath the diaphragm may bleed vigorously and are best secured with figure of eight ligatures carefully placed proximal to the bleeding point (Fig. 19).

Infradiaphragmatic–retrohepatic tumor thrombi (2 A) must be approached in the same fashion, since in adults it is impossible to gain proximal caval control above the hepatic veins extrapericardially [27].

Cross clamp times have ranged from 14–30 minutes and have not been associated with hepatic or renal injury. Normothermic vascular isolation of the liver during hepatic resection is tolerated for up to 30 minutes [27, 28]. If collateral venous return is sufficient to obviate the need for cross clamping the aorta consideration must be given to the prevention of venous engorgement of the normal kidney and viscera. When the left kidney is involved with tumor it is best to secure the right renal artery with a vascular tape during the period of right renal venous occlusion (Fig. 19). Marschall reported a case in which renal failure lasted for 24 days following occlusion of the left renal vein for only 30 minutes [3]. Other authors have advocated the occlusion of the superior mesenteric artery at the time of venous occlusion of the porta hepatis (Pringle's maneuver) to prevent vascular engorgement of the bowel [26]. We have not found this to be necessary for the short cross clamp times required.

Additionally, it has been reported that rarely vascular extension into the hepatic veins has occurred with an associated Budd-Chiari Syndrome. The normal venous

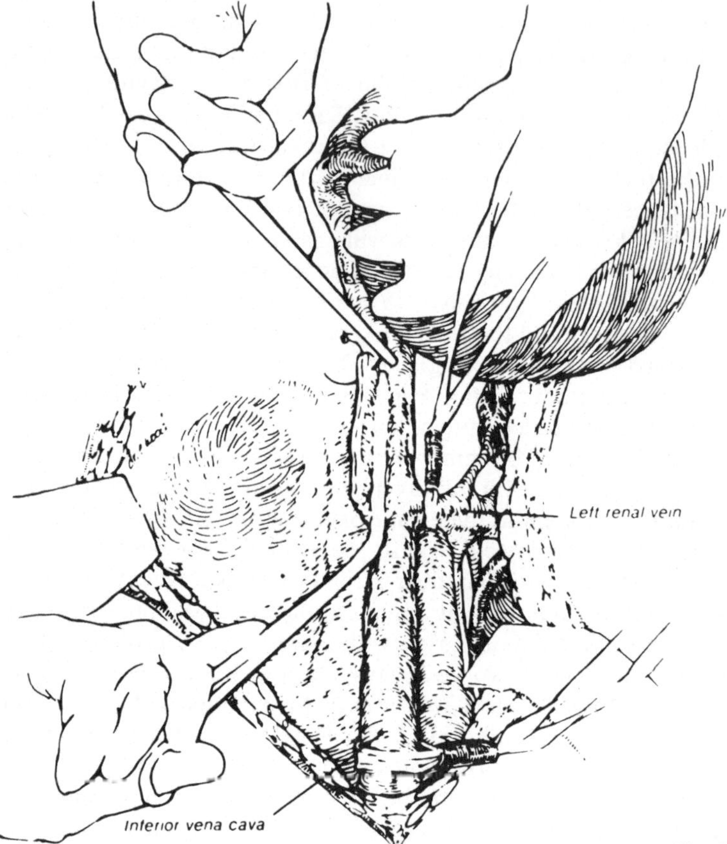

Fig. 17. Vena caval closure

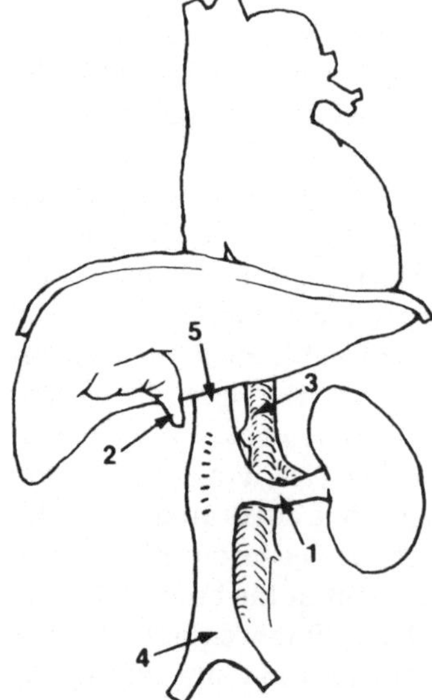

Fig. 18. Sequence of vascular restoration:

1. Left renal vein
2. Porta hepatis
3. Aorta
4. Distal I.V.C.
5. Proximal I.V.C.

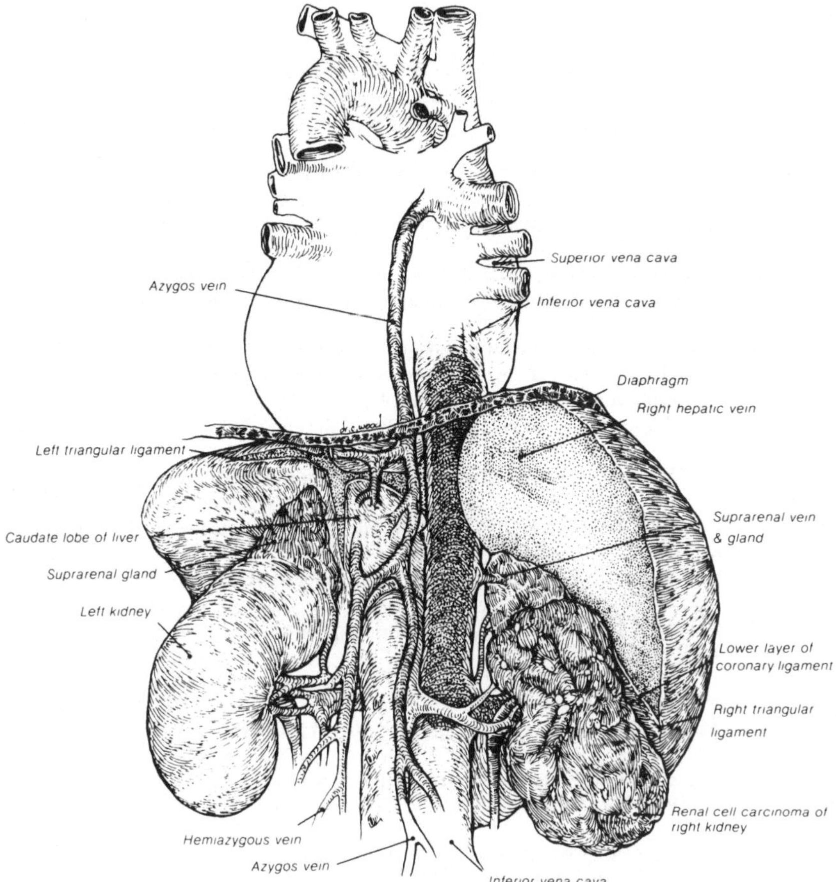

Fig. 19. Retroperitoneal anatomy with illustration of azygous venous system

effluent from the hepatic veins probably accounts for the rarity of this event. However, should intraluminal extension into the hepatic veins pose difficulty in complete extirpation of the tumor thrombus, the occlusive clamp on the porta hepatis should be released. Venous hemorrhage with this maneuver is brisk and should aid in removal of residual intraluminal tumor thrombi within the hepatic veins.

Conclusion

Current surgical techniques have made surgical extirpation of intraluminal caval extension from renal cell carcinoma safe. Careful preoperative inferior vena cavagraphy and right heart catheterization will permit classification of the level of caval extension and direct the operative approach employed. Evidence of metastatic disease in the preoperative evaluation should eliminate consideration of surgical extirpation as this procedure should not be employed for palliation.

References

1. Angervall L, Carlstrom E, Wahlqvist L, Ahren CH (1969) Effects of clinical and morphological variables on spread of renal carcinoma in an operative series. Scand J Urol Nephrol 3:134–140
2. Robson CL, Churchill BN, Anderson W (1969) The results of radical nephrectomy for renal cell carcinoma. J Urol 101:297–301
3. Marshall VF, Middleton RD, Hallsway GR, Goldsmith EI (1970) Surgery for renal cell carcinoma in the vena cava. J Urol 103:414
4. Svene S (1969) Tumor thrombus of the inferior vena cava resulting from renal cell carcinoma. Scand J Urol Nephrol 3:245
5. Kahn PC (1965) The epinephrine effect in selected renal angiography. Radiology 85:301
6. Ney C (1946) Thrombosis of the inferior vena cava associated with malignant renal tumors. J Urol 55:583
7. Arkless R (1965) Renal carcinoma: How it metastasizes. Radiology 84:496
8. Kerney GP, Waters WB, Klein LA, Richie JP, Gittes RF (submitted for publication) Results of inferior vena cava resection for renal cell carcinoma. J Urol
9. Kaufman JJ, Burke DE, Goodwin WE (1956) Abdominal venography in urological disease. J Urol 75:160
10. Riches EW, Griffiths IH, Thackray AC (1951) New growths of the kidney and ureter. Br J Urol 23:297
11. Myers GH Jr, Fehrenbaker LG, Kelalis PP (1968) Prognostic significance of renal vein invasion by hypernephroma. J Urol 100:420
12. Skinner DG, Pfister RF, Colvin R (1972) Extension of renal cell carcinoma into the vena cava: The rationale for aggressive surgical management. J Urol 107:711
13. Skinner DG, Vermillion CD, Colvin RB (1972) The surgical management of renal cell carcinoma. J Urol 107:705
14. Schefft P, Novick AC, Straffon RA, Stewart BH (1977) Surgery for renal cell carcinoma extending into the inferior vena cava. J Urol 120:28
15. DeKernion JB, Ramming KP, Smith RB (1978) The natural history of metastatic renal cell carcinoma: A computer analysis. J Urol 120:148
16. Middleton RG (1967) Surgery for metastatic renal cell carcinoma. J Urol 97:973
17. Katz SA, Davis JE (1977) Renal adenocarcinoma: Prognostics and treatment of reflected by survival. Urology 10:10
18. Marks WN, Korobkin M, Callen PW, Kaiser JA (1978) CT diagnosis of tumor thrombus of the renal vein and inferior vena cava. Am J Roent 131:843–846
19. Greene D, Steinbach HL (1975) Ultrasound diagnosis of hypernephroma extending into the inferior vena cava. Radiology 115:679–680
20. Cummings KB, Li WI, Ryan JA, Horton WG, Paton RR (1979) Intraoperative management of renal cell carcinoma with supradiaphragmatic caval extension. J Urol 122:829
21. Goodwin WE (1971) Ileal ureter. In: Cooper P (ed) The craft of surgery. Little, Brown, Boston
22. McCullough DL, Gittes RF (1974) Vena cava resection for renal cell carcinoma. J Urol 112:162
23. Leiter E (1966) Inferior vena caval thrombosis in malignant renal tumors. JAMA 198:1167
24. Pringel JH (1908) Notes on the arrest of hepatic hemorrhage due to trauma. Ann Surg 48:541
25. Freed SZ, Gliedman NR (1975) The removal of renal cell carcinoma thrombus extending into the right atrium. J Urol 113:163
26. Skinner DG, DeKernion JB (1978) Clinical manifestations and treatment of renal parenchymal tumors. In: Skinner DG, DeKernion JB (eds) Genitourinary cancer. Saunders, Philadelphia London Toronto
27. Heaney JP, Stanton WK, Halbert DS, Seidel J, Vice T (1966) An improved technique for vascular isolation of the liver: Experimental study and case reports. Ann Surg 163:237
28. Albo D Jr, Christianson C, Rasmussen BL (1969) Massive liver trauma involving the suprarenal vena cava. Am J Surg 118:1960

Der Kavazapfen beim Nierenkarzinom – Operationstechnik und Ergebnisse

G. STAEHLER und B. LIEDL[1]

Nierentumoren haben bekanntlich die fatale Eigenschaft, frühzeitig in das venöse Gefäßsystem einzubrechen, um sich hier als intraluminale Zapfen per continuitatem zentripedal zu entwickeln. Dies tritt in gut einem ¼ der Fälle ein. In 5–10% kann der Tumorthrombus die Vena cava erreichen und sich in ihr sogar bis in den rechten Vorhof ausdehnen. Rückschlüsse auf den Malignitätsgrad des Tumors sind dabei nur bedingt möglich. Von Brantley (1985) wurde der Fall eines Cavazapfens bei gutartigem Angiomyolipom beschrieben [2]. Erstaunlich ist, daß trotz des frühzeitigen Einbruchs des Tumors in das venöse System eine Fern- oder Regionalmetastasierung nur in knapp 40% der Fälle zu registrieren ist. Die Prognose beim Nierenkarzinom mit Befall der Vena cava ist daher auch nicht so schlecht, wie zunächst angenommen werden müßte.

Über eine erste erfolgreiche Operation eines solchen Tumors wurde von Berg (1913) berichtet, der die Vena cava unter- und oberhalb des Thrombus abklemmte, sie eröffnete und durch Ausmelken entleerte. 1981 führte Ardekani erstmals eine erfolgreiche Tumorthrombusausräumung des rechten Vorhofes durch [zit. nach 5, 13].

Stadieneinteilung und Operations-Strategie

Zur Abgrenzung der Indikation, der Planung des operativen Vorgehens und zur Bewertung der Ergebnisse haben wir die Kavazapfen, orientiert an der Operationstechnik, *in 4 Stadien* eingeteilt. Andere und ähnliche Stadieneinteilungen wurden von Libertino, Kearney und Pritchett vorgenommen [1, 7, 9, 10].

Im *Stadium I* (Abb. 1) ragt der Zapfen aus der Nierenvene heraus und springt knopfartig in die Kava vor. In einem solchen Fall kann durch einfache Ausklemmung mit Hilfe der Satinskyklemme der Zapfen unter Resektion der Veneneinmündung leicht entfernt werden.

Im *Stadium II* (Abb. 2) reicht der Tumor schon beträchtlich weiter, hat aber die Einmündungsbereiche der Lebervenen noch nicht erreicht. Die Vena cava wird ober- und unterhalb des Tumors angeschlungen, ebenso die kontralaterale Nierenvene. Nach Setzen von Tourniquets wird der Zapfen über eine Kavotomie, die die Einmündungsstelle der befallenen Nierenvene einschließt, eventuell mit Hilfe eines Fogartykatheters ausgeräumt oder ausgemolken. Dies gelingt nicht selten in toto. Bei Wandadhärenz kann die partielle Resektion und sogar der Kavaersatz mit ringverstärkter Goretex-Prothese notwendig werden.

Im *Stadium III* (Abb. 3) hat der Tumorzapfen den Einmündungsbereich der Lebervenen erreicht oder überschritten. Er kann bis zum Zwerchfell reichen.

[1]Urologische Klinik und Poliklinik der Universität, Klinikum Großhadern, Marchioninistr. 15, D-8000 München 70

Das Nierenkarzinom. Hrsg. v. G. Staehler

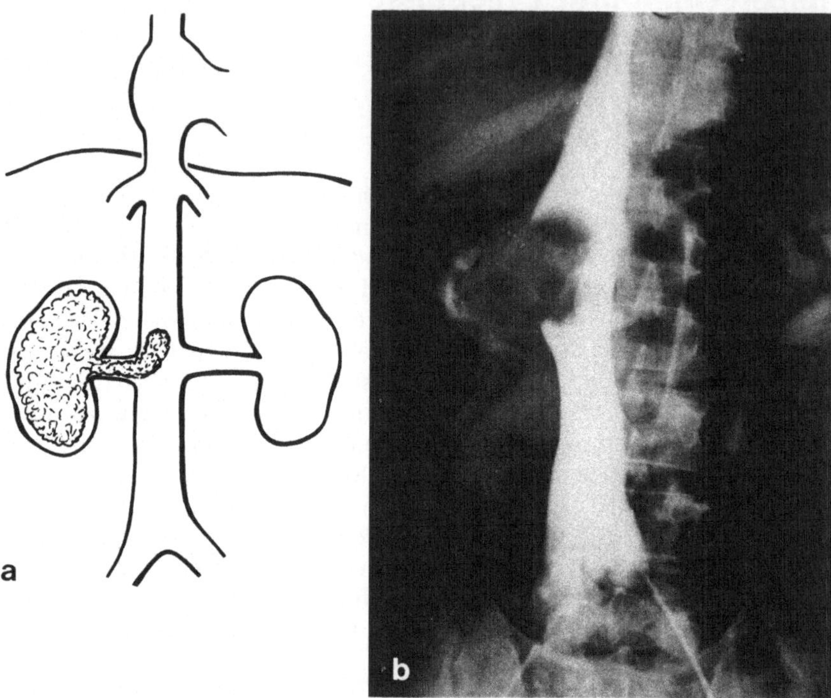

Abb. 1. a Stadium I des Kavazapfens, der knopfartig in die Kava vorspringt oder bis zu 5 cm in ihr emporgewachsen ist. **b** Kavographiebefund beim Stadium I

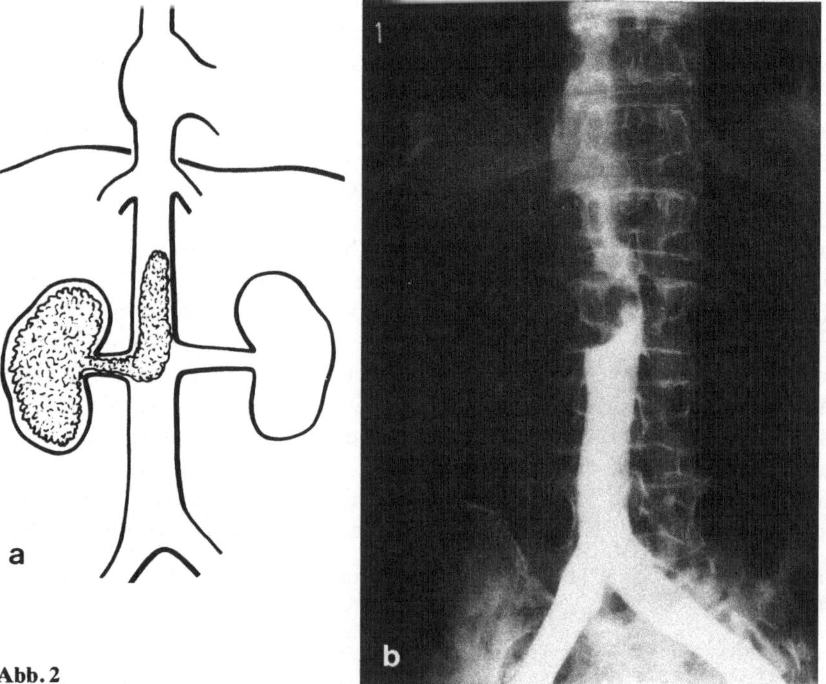

Abb. 2

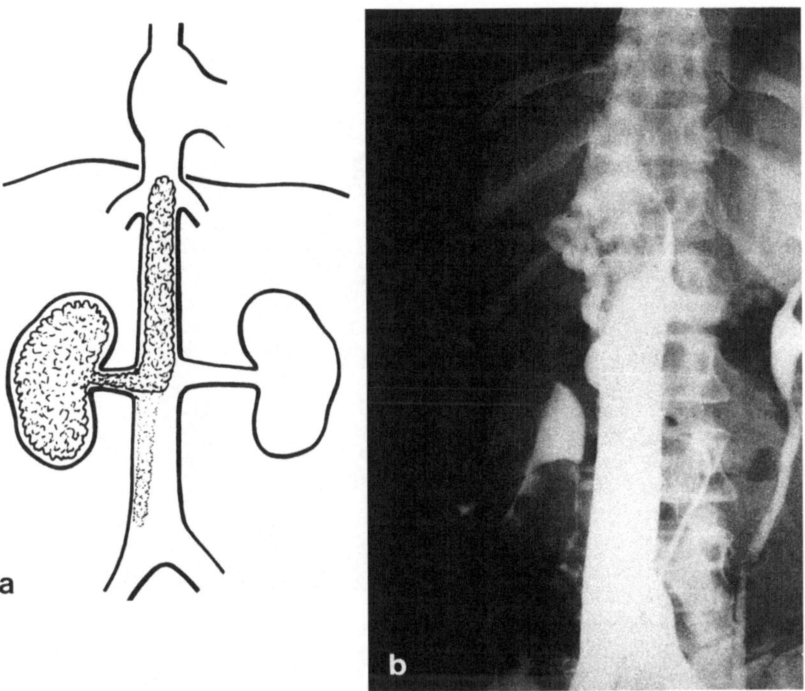

Abb. 3. a Stadium III beim Kavazapfen. Der Einmündungsbereich der Lebervenen ist erreicht oder überschritten. Der Zapfen kann bis zum Zwerchfell reichen. **b** Das Kavogramm zeigt einen ausgedehnten, weit nach kranial reichenden intraluminalen Tumorzapfen

Bei einer derartigen Ausdehnung wird – in gemeinsamer Aktion mit den Herzchirurgen – eine primäre Sternotomie mit Einlegen eines Sarns-Katheters durchgeführt, um ein Abschwemmen des Tumorzapfens in die Arteria pulmonalis sicher zu verhindern [12]. In Abbildung 5 ist der Sarns-Katheter schematisch dargestellt, der vom rechten Herzohr aus eingelegt und bis in die untere Hohlvene vorgeschoben wird. Über der Vena cava inferior, am Eintritt oberhalb des Zwerchfells, wird die Vene mit Hilfe eines Tourniquets über dem Katheter dichtgezogen (Abb. 6). Das Blut aus der unteren Hohlvene kann nur über den fenestrierten Katheter in den Vorhof gelangen, so daß Tumorthromben dieses Sieb nicht passieren können. Während der Kavaausräumung wird ein Mandrin im Katheter vorgeschoben, um den Rückfluß des Blutes vom Herzen in die untere Hohlvene zu verhindern. Gleichzeitig empfiehlt sich das Abklemmen des Leberhilus nach Pringle mit einer weichen Klemme, um den Einstrom venösen Blutes über die Lebervenen zu drosseln. Bei fehlendem Kollateralkreislauf über die Vena azygos und Vena hemiazygos empfiehlt sich zur

◄

Abb. 2. a Stadium II beim Kavazapfen. Der Tumorzapfen bleibt unterhalb der Einmündung der Lebervenen. Die Kava kann nach proximal abgeklemmt werden. **b** Kavographischer Befund beim Stadium II

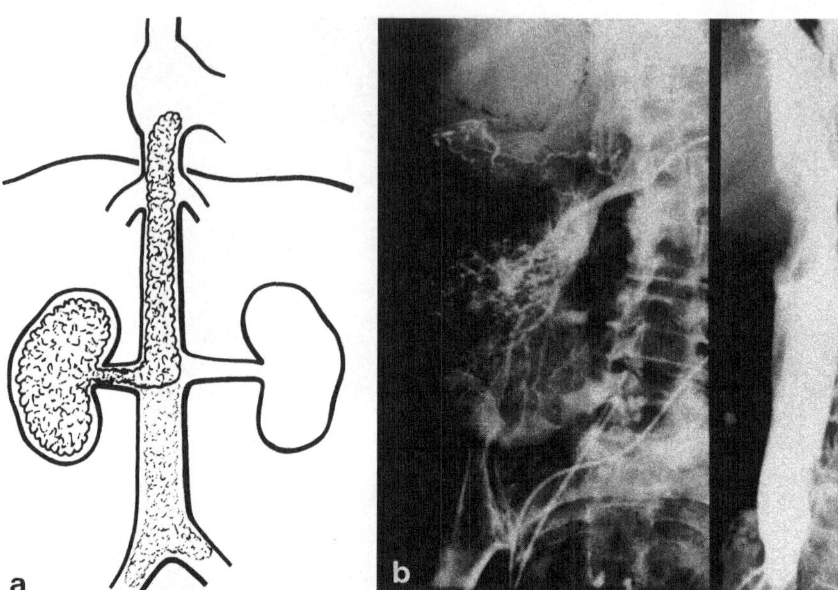

Abb. 4. a Stadium IV des Kavazapfens. Der Tumor reicht bis oberhalb des Zwerchfells, meist bis in den Vorhof hinein. Gewöhnlich finden sich mehr oder weniger ausgedehnte appositionelle Thromben im Bereich der distalen Vena cava, meist mit Verschluß, zum Teil mit Thrombosierung der Venae iliacae. **b** Z. n. Embolisation des großen Nierentumors beim Kavazapfen im Stadium IV. Trotz ausgedehnten Tumorzapfens, der bis in den Vorhof vorspringt, ist die Vena cava auf der ganzen Länge noch gut dargestellt

Vermeidung des rapiden Blutdruckabfalls die kurzfristige Abklemmung der Aorta [6]. Trotz all dieser Maßnahmen ist mit erheblichen Blutverlusten zu rechnen, so daß schon im Stadium III eine Herz-Lungen-Maschine, zumindest aber ein Gerät zum Cell-Saving einsatzbereit zur Verfügung stehen sollte. Der Fogarty-Katheter kann zum Hervorziehen des Tumorthrombus verwendet werden, wenn gewährleistet ist, daß durch die Manipulation der Zapfen nicht abgeschwemmt werden kann.

Im *Stadium IV* (Abb. 4) hat der Tumorthrombus den Vorhof erreicht. Zu seiner Entfernung ist hier nach Sternotomie der Einsatz der Herz-Lungen-Maschine mit extrakorporalem Kreislauf, ggf. in Kombination mit Hypothermie dringend erforderlich [8]. Manchmal gelingt es, vom Herzohr aus den Zapfen in die Kava zurückzustopfen. In diesem Fall ist auch der Einsatz des Sarns-Katheters sinnvoll, damit mit seiner Hilfe und nach Dichtziehen des Tourniquets über dem Sarns-Katheter der Zapfen von der Kava aus entfernt werden kann. Die aus der Vollheparinisierung entstehenden Probleme bei Verwendung der Herz-Lungen-Maschine sind ingesamt sehr erheblich.

Aus Tabelle 1 geht hervor, daß in allen Stadien je einmal ein intraoperatives Abschwemmen eines Tumorthrombus (mit * gekennzeichnet) auftrat. Im Stadium I und II kann die Abschwemmung sicherlich durch Ausklemmen oder sofortiges Anschlingen der Kava verhindert werden, für die Stadien III und IV trifft dies nicht zu, weswegen hier die empfohlene Sicherheitsmaßnahme durch Einlegen des Sarns-Katheters ergriffen werden sollte.

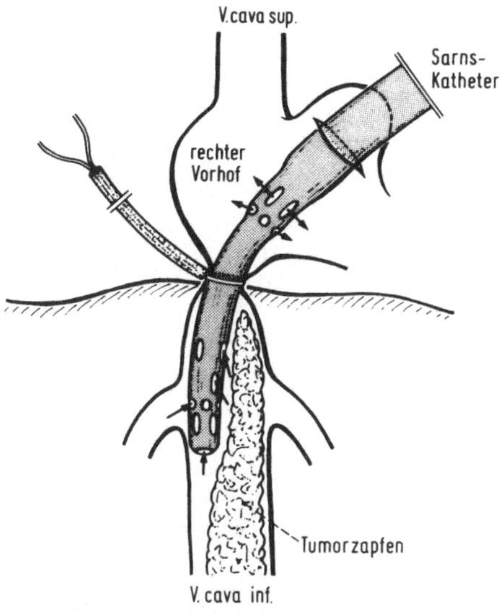

Abb. 5. Schematische Darstellung des vom rechten Herzohr aus in die untere Hohlvene vorgeschobenen Sarns-Katheters. Ein Tourniquet wird um die Kava am Eintritt in den Vorhof festgezogen. Das venöse Blut aus der unteren Hohlvene kann nur über den als Sieb wirkenden Katheter in den Vorhof gelangen

Abb. 6. Sarns-Katheter in situ mit Tourniquet an der Vena cava superior und inferior (von kranial her gesehen). Der thorakale Akt wird vor dem abdominalen durchgeführt

▽

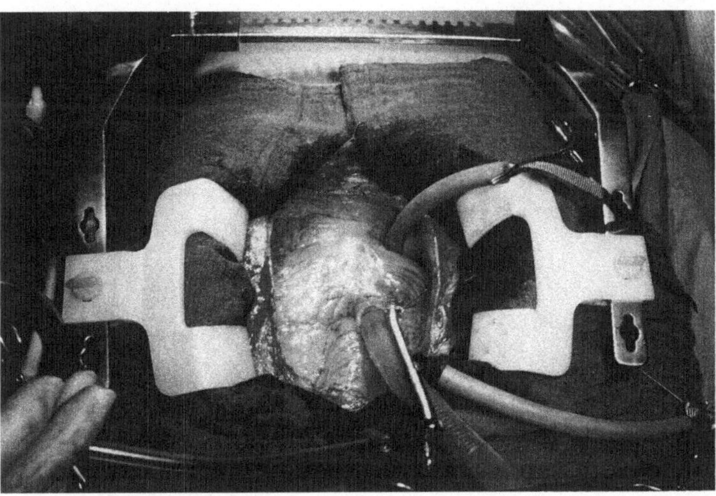

Krankengut

Seit 1978 bis April 1987 haben wir 651, vorwiegend abdominelle Tumornephrektomien durchgeführt. 41 Kranke hatten einen Kavazapfen, entsprechend 6,3%. 8% der Patienten hatten einen Tumor im Stadium pT_1, 76% pT_3, und 16% pT_4. Die Tumoren waren vorwiegend mittel-, weniger oft niederdifferenziert, und nur in 8% handelte es sich um einen hochdifferenzierten Tumor, der demnach relativ selten Kavazapfen bildet. In 38% der Fälle lagen bereits Metastasen vor, vorwiegend regional im Bereich der Lymphknoten. Die Fernmetastasen in 3 Fällen waren zum Zeitpunkt der präoperativen Diagnostik noch nicht erkennbar gewesen. Ein kompletter Verschluß der Vena cava lag in 13,5% der Fälle vor, dabei fanden sich immer auch zahlreiche, zum Teil stark wandadhärente appositionelle Blutthromben, vor allem auch distal, zum Teil bis in beide Venae iliacae hinein.

Tabelle 1. Nierenkarzinome mit Befall der Vena cava. Operationstechnik ($n = 41$)

Stadium I ($n = 15$)	
Ausklemmung der V. cava (Satinsky-Klemme)	14
Tumorzapfenembolie (vor Ausklemmung)	1*
Stadium II ($n = 13$)	
Tourniquets, Cavotomie	11
Thorakotomie, Sarns-Katheter, Cavotomie	1
Tumorzapfenembolie (vor Ausklemmung)	1*
Stadium III ($n = 11$)	
Fogarty-Katheter	6 + 1*
Thorakotomie, Sarns-Katheter	2
Thorakotomie, Sarns-Katheter, extrakorp. Kreislauf	1
Thorakotomie, extrakorp. Kreislauf	1
Stadium IV ($n = 2$)	
Thorakotomie, Sarns-Katheter, extrakorp. Kreislauf	1
Fogarty-Katheter	1*

* Intraoperative Tumorzapfenembolie

Ergebnisse

Bei 41 Kranken haben wir folgende kumulative Überlebensrate ermittelt: Die 2-Jahres-Überlebensrate bei den nichtmetastasierten Fällen beträgt 58%, die 5-Jahres-Überlebensrate 46% bei einer Gesamtüberlebensrate von 26% nach 5 Jahren (Abb. 7). Keiner der 17 Kranken mit Kavazapfen *und* Lymphknotenbefall oder Fernmetastasen hat 4 Jahre überlebt. Schon nach 2 Jahren waren nur noch 21% am Leben. Aufgeschlüsselt nach den Stadien (Abb. 8) zeigt sich, daß Stadium I und II zwischen 30 und 40% Gesamtüberlebensrate haben, während Stadium III 4 Jahre und Stadium IV 1 Jahr – allerdings nur 2 Patienten – nicht überlebten.

Diese Bilanz ist nicht schlecht, aber auch nicht besonders gut, gemessen an dem enormen operativen und pflegerischen Aufwand, den diese Fälle erfordern.

Wir haben daher das Schicksal derjenigen 29 Kranken mit Kavazapfen verfolgt, die *nicht* operiert wurden (Abb. 9). Hier zeigt sich ein überraschendes Ergebnis: Nach 1 Jahr waren bereits 63% der Kranken verstorben, 37% aber lebten noch, nach 2 Jahren immerhin noch 33%. Nach 5 Jahren sind erstaunlicherweise noch 3 Patienten, entsprechend 10%, am Leben. Die Kurve wurde statistisch nach Logrank errechnet. Die am jeweiligen Stadium gemessenen Verläufe sind mit der hier gezeigten Kurve fast identisch und wurden deshalb nicht eingezeichnet.

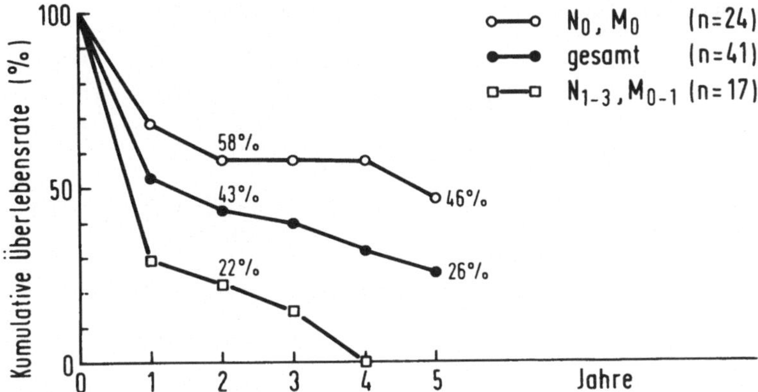

Abb. 7. Überlebensraten von operierten Nierenkarzinomen mit Befall der Vena cava (mit und ohne Metastasen) ($n = 41$, Juli 1978–April 1987)

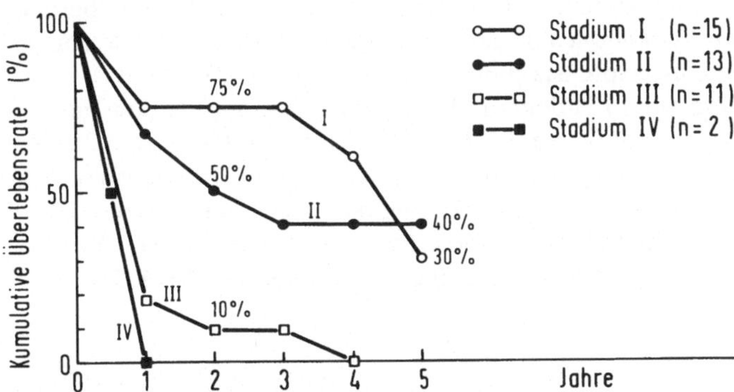

Abb. 8. Überlebensraten bei Nierenkarzinomen mit unterschiedlichem Befall der Vena cava (nach Operation) ($n = 41$, Juli 1978–April 1987)

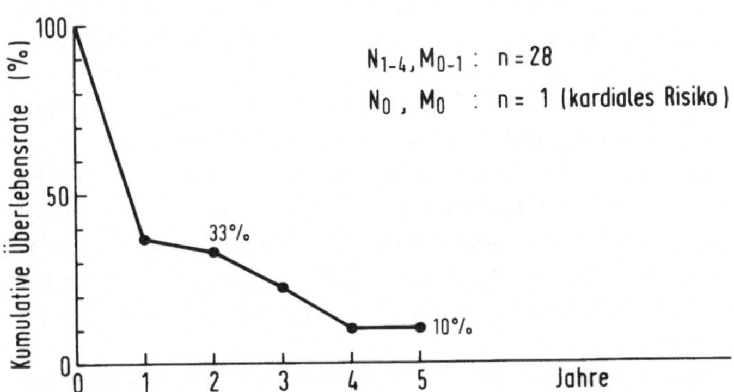

Abb. 9. Überlebensraten bei Nierenkarzinomen mit Befall der Vena cava (ohne Operation) ($n = 29$, Juli 1978–April 1987)

Tabelle 2. Nierenkarzinome mit Tumorthrombus der Vena cava: Nichtoperierte Fälle ($n = 29$)

Kontraindikation	Stadien des Venenbefalls (V2)				Gesamt
	I	II	III	IV	
Weit fortgeschrittene Metastasierung (N_{1-4} oder M_1)	10	3	6	3	22
Lokal inoperabel	1	1		1	3
Internistische Risiken (KHK, respirat. Insuff.)	2		1	1	4
					29

In Tabelle 2 sind die Kontraindikationen zur Operation aufgelistet. Meist hatte es sich um weit fortgeschrittene, zum Teil völlig inoperable Fälle mit Leberinfiltrationen gehandelt. Die Kranken, die 5 Jahre überlebten, hatten alle sehr kleine Kavazapfen (Stadium I) gehabt. Die hier präsentierten Zahlen müssen bei der Indikation zu den großen operativen Eingriffen beim Kavazapfen in Zukunft unbedingt berücksichtigt werden, da die *Komplikationen* insgesamt beträchtlich sind und erwartungsgemäß entsprechend dem Kavazapfenstadium ansteigen (Tabelle 3).

Im Stadium I operierten wir 15 Patienten, die allgemeine Komplikationsrate betrug 20%. Die perioperative Letalität war bis 6 Wochen nach der Operation 7%. Im Stadium II bereits nimmt die Komplikationsrate – 39% – weiter zu, ebenso im Stadium III – 11 Patienten – wo sie bereits 64% betrug bei einer Letalität von 45%.

Bei den Patienten im Stadium IV traten die schwersten postoperativen Komplikationen auf. Nur 1 Patient hat überlebt, starb aber noch innerhalb des 1. Jahres.

Diskussion

Während die chirurgischen Maßnahmen bei metastasierten Fällen nach unseren Erfahrungen und denen zahlreicher anderer Autoren nicht zur Verbesserung der Überlebensrate beitragen, ist die Prognose der nicht metastasierten Nierenkarzinome mit Befall der Vena cava bei fehlender Regional- oder Fernmetastasierung recht gut. Bezüglich der Operationsstrategie glauben wir, mit der aufwendigen Thorakotomie und dem Einlegen des Sarns-Katheters eine wesentliche Absicherung für die intraoperative Abschwemmung von Tumorthromben zu haben und damit die Operationsmortalität verbessern zu können, die von Sogani mit 6,2% angegeben wurde und im eigenen Krankengut 13% unter *Einschluß* der Kranken betrug, die an den Folgen einer intraoperativen Tumorabschwemmung verstarben. Nur wenige Operateure werden große Erfahrungen bei der Behandlung des ausgedehnten Tumorbefalls der Kava sammeln, und deswegen sollte eine möglichst sichere Methode angewandt werden, auch wenn sie sehr aufwendig ist und nur in interdisziplinärer Kooperation durchgeführt werden kann.

Bei ausgedehnten Kavazapfen muß ein herzchirurgisches Team bereitstehen, um bei Abschwemmung eines Thrombus sofort embolektomieren zu können. Diese Forderung wird auch von anderen Autoren [4, 10] erhoben. Wir führen die Eingriffe

Tabelle 3

Stadium des des V. cava-Befalls	Komplikationen (intra- und postoperativ)	Kompli-kations-rate (%)	Letalität (verstorben intra-op. oder innerhalb 6 Wochen postop.)
I ($n = 15$)	1 × Beinvenenthrombose 1 × Beckenvenenthrombose 1 × Tumorzapfenembolie ohne herz-chirurgische Intervention († 1. postop. Tag)	20% (3/15)	7% (1/15)
II ($n = 13$)	1 × Pneumonie († nach 1 Monat) 1 × V. cava-Thrombose (Rückbildung unter Antikoagulation) 1 × Myokardinfarkt 1 × Tumorzapfenembolie (erfolgreiche Embolektomie, Art. pulm.) 1 × Reop. wegen infizierter Lymphocele	39% (5/13)	8% (1/13)
III ($n = 11$)	2 × Pneumonie († nach 2 Wochen in 1 Fall) 1 × Blutung aus Leberhilus (Tamponade mit Tüchern) passagere Niereninsuffizienz 1 × Pericardtamponade, Sepsis, Niereninsuffizienz, Relaparatomie wegen Blutung aus Leberhilus († nach 2 Wochen) 1 × fulminante Lungenembolie († nach 2 Wochen) 1 × Tumorzapfenembolie (erkannt durch Autopsie) († nach 9 Tagen) 1 × hämorrhagischer Schock, Sepsis, Niereninsuffizienz, respirat. Insuffizienz, Polyneuropathie († 6 Wochen postop.)	64% (7/11)	45% (5/11)
IV ($n = 2$)	1 × Sternumdehiszenz (→ Reverdrahtung) Lungenembolie, Beinvenenthrombose (Antikoagulation) 1 × Tumorzapfenembolie († in tabula)	100% (2/2)	50% (1/2)

grundsätzlich nur in einem Saal durch, der den Anschluß einer Herz-Lungen-Maschine gestattet.

Erstaunlich und überraschend für uns war das Ergebnis, daß 10% der nicht operierten Kranken mit Kavazapfen eine 5-Jahre-Überlebenszeit erreichten (vgl. [11]). Dies ist unseres Wissens in einem so großen Kollektiv ($n = 29$) noch nicht nachgewiesen worden. Nach 2 Jahren lebten noch 33%, während es in der operierten Gruppe nur 22% waren und davon keiner 4 Jahre überlebte.

Dieses Ergebnis zeigt die Sinnlosigkeit eines aufwendigen operativen Vorgehens bei bestehender Metastasierung, wobei der Lymphknotenbefall ebenso negativ zu werten ist wie eine Fernmetastasierung. In Zweifelsfällen allerdings sollte immer versucht werden, den Patienten durch operative Sanierung zu heilen.

Zusammenfassung

Es wird eine an der operativen Strategie orientierte Stadieneinteilung der Kavazapfen bei Nierenkarzinomen vorgestellt. Wenn der Tumorzapfen den Einmündungsbereich der Lebervenen erreicht oder überschritten hat, wird nach Thorakotomie das Einlegen eines Sarns-Katheters vom Vorhof des Herzens aus empfohlen, um eine Tumorzapfenembolie zu verhindern.

Die 5-Jahres-Überlebensrate aller Fälle betrug 26%, bei den nichtmetastasierten waren es 46%, bei den metastasierten 0%. Nicht operierte Kranke mit „kleinen" Kavazapfen erreichten noch in 10% die 5-Jahres-Marke.

Insgesamt kann festgestellt werden, daß radikal-operative Maßnahmen nur bei nichtmetastasierten Fällen angezeigt sind.

Literatur

1. Bihrle L, Libertino J (1986) Renal cellcancer with extension to the vena cava. In: de Kernion J, Pavone M, Macaluso (eds) Tumors of the kidney. Williams & Wilkins, Baltimore London Los Angeles Sidney
2. Brantley RE, Mahni JW, Bethards RE, Chernys AE, Chung MW (1985) Computerized tomographic demonstration of inferior vena caval tumor thrombus from renal angiomyolipoma. J Urol 133:836
3. Chatelain Ch, Jardin A, Bitker M, Hammoudi Y (1986) Treatment of renal cellcarcinoma involving the vena cava and the right atrium. In: de Kernion J, Pavone M, Macaluso (eds) Tumors of the kidney. Williams & Wilkins, Baltimore London Los Angeles Sidney
4. Cherrie RJ, Goldman DG, Lindner A, DeKernion JB (1982) Prognostic implications of vena caval extension of renal cell carcinoma. J Urol 128:910
5. Clayman RV, Gonzalez R, Fraley EE (1980) Renal cell cancer invading the inferior vena cava: Clinical review and anatomical approach. J Urol 123:157
6. Cummings KB (1982) Surgical management of renal cell carcinoma with extension into the vena cava. In: Crawford ED, Borden ThA (eds) Genitourinary cancer surgery. Lea & Febiger, Philadelphia, p 70
7. Kearney GP, Waters WB, Klein LA, Richie JP, Gittes RF (1981) Results of inferior vena cava resection for renal cell carcinoma. J Urol 125:769
8. Krane RJ, DeVere White R, Davis Z, Sterling R, Dobnik DB, McCormick JR (1984) Removal of renal cell carcinoma extending into the right atrium using cardiopulmonary bypass, profound hypothermia and circulatory arrest. J Urol 131:945
9. Libertino J, Zinman L, Watkins E (1987) Long-term results of resection of renal cell cancer with extension into vena cava. J Urol 137:21
10. Pritchett TR, Lieskovsky G, Skinner DG (1986) Extension of renal cell carcinoma into the vena cava: Clinical review and surgical approach. J Urol 135:460
11. Schorn A, Marberger M (1984) Long-term survival of untreated bilateral renal cell carcinoma with supradiaphragmatic vena caval thrombus. J Urol 131:108
12. Staehler G, Liedl B, Kreuzer E, Sturm W, Schmiedt E (1987) Nierenkarzinom mit Cavazapfen: Einteilung, Operationsstrategie und Behandlungsergebnisse. Urologe A 26:46
13. Svane S (1969) Tumor thrombus of the inferior vena cava resulting from renal carcinoma. Scand J Urol Nephrol 3:245

Stellenwert der Embolisation in der Behandlung des fortgeschrittenen Nierenkarzinoms

F. J. Marx[1]

In der Behandlung des lokal fortgeschrittenen oder/und metastasierten Nierenkarzinoms kommt die transfemorale Embolisation der Nierenarterie unter *2 unterschiedlichen Zielsetzungen* in Frage (Tabelle 1): die Embolisation, der in kürzerem oder längerem Abstand die Tumornephrektomie folgt und die Embolisation als eigenständiger Eingriff (= definitive oder palliative Embolisation).

Während die unmittelbar oder 12–24 Stunden vor dem Eingriff durchgeführte Embolisation das Ziel hat, die Tumornephrektomie technisch zu erleichtern, soll eine der Operation einige Tage bis Wochen vorausgehende Okklusion der Nierenarterie eine Umstimmung des Immunsystems induzieren. Eine dem operativen Eingriff noch länger vorausgehende Embolisation ist unter der Vorstellung einer Reduktion der Tumorausdehnung („downstaging") insbesondere dann vorstellbar, wenn differente, z. B. radioaktive oder zytostatisch wirksame Substanzen eingeschwemmt werden. Die „definitive" Embolisation versteht sich in der Regel als Palliativmaßnahme.

Bei der *Technik der Nierentumorembolisation* (Tabelle 2) ist die Einbringung inerten Materials von der Radio- bzw. Chemoembolisation zu unterscheiden. Eine *temporäre* Okklusion ist beim Nierenkarzinom zumindest bei palliativ-definitiver Indikation in der Regel nicht erwünscht. Anzustreben ist vielmehr ein *permanenter* Arterienverschluß, der entweder durch das Material selbst (z. B. Acrylat) oder durch materialsekundäre Gewebsschäden mit nachfolgender Gefäßobliteration (z. B. absoluter Alkohol) zu erreichen ist.

Tabelle 1. Indikationen zur Embolisation des fortgeschrittenen Nierenkarzinoms

1	*Präoperative Embolisation*
1.1	Erleichterung der Operation (Embol. unmittelbar vor Op.)
1.2	Stimulation einer günstigen Immunantwort (Embol. einige Tage vor Op.)
1.3	Downstaging (Embol. Wochen/Monate vor Op.)
2	*Definitive Embolisation*
2.1	Verbesserung der Lebensqualität (palliativ)
2.2	Verlängerung der Überlebenszeit (?)

Tabelle 2. Techniken der Embolisation von Nierenkarzinomen

1	*Embolisation mit „inertem" Material*
1.1	Temporäre Okklusion (Muskelhomogenisat, Gelfoam etc.)
1.2	Permanente Okklusion (Spiralen, Butylacrylat, Ethibloc, abs. Alkohol etc.)
2	*Radioembolisation* (J-125, Radon)
3	*Chemoembolisation* (Gelfoam + Mitomycin C)

[1] Städtisches Krankenhaus Köln-Holweide, Urologische Klinik, Neufelder Str. 32, D-5000 Köln 80

Das Nierenkarzinom. Hrsg. v. G. Staehler

Tabelle 3. Klinisch bei Nierentumoren angewandte Embolisationsmaterialien

1. Muskelhomogenisat
2. Autologes Subkutangewebe
3. Thrombinlösung
4. Autologe Blutgerinnsel
5. Gelfoam
6. Fibrospum
7. Polyvinylalkoholschaum
8. Isopropylpalmitat/Bariumsulfat
9. Eisensilikon-Kolloid unter Magnetsteuerung
10. Butylakrylat (Histoacryl) (+ Lipiodol)
11. Stahlspiralen mit Wollfäden armiert (Gianturco-Anderson-Wallace-Spirale)
12. Ablösbarer Silikonballon
13. Equiner Kollagenschaum (Tachotop)
14. Ethibloc Okklusionsgel
15. Silikon-Elastomer
16. Abs. Alkohol
17. Natriumtetradecylsulfat

Tabelle 4. Präoperative Embolisation von Nierenkarzinomen (Urolog. Univ.-Klinik München 3/78–7/86; Urolog. Klinik Köln-Holweide 8/86–4/87)

40 Patienten (31 ♂, 9 ♀)	
Durchschnittsalter 58 (28–74) Jahre	
Indikationen	
Massive Nierenstielinfiltration	13
Tumorthrombus V. cava	12
V. renalis	6
Extreme Tumorausdehnung	5
Infiltration v. Nachbarorganen	4
Okklusionsmaterialien	
Histoacryl + Lipiodol	20
Kollagenschaum (Tachotop flocc.)	12
Ballonkatheter	5
Ethibloc	3

Präoperative Embolisation

Embolisation unmittelbar (bzw. 12–24 Stunden) vor der Tumornephrektomie

Bei dieser Indikation ist prinzipiell jedes der auf Tabelle 3 aufgeführten Materialien geeignet, da hier keine permanente Vasookklusion erforderlich ist. Auf die jeweiligen Vor- und Nachteile der einzelnen Substanzen und technische Einzelheiten kann hier nicht eingegangen werden. Am häufigsten werden Gelfoam, Butylacrylat, Stahlspiralen, Ethibloc und in letzter Zeit absoluter Alkohol eingesetzt.

Die *eigenen Erfahrungen* (Tabelle 4) erstrecken sich auf 40 Patienten, bei denen aufgrund der präoperativen Diagnostik operativ-technische Schwierigkeiten zu erwarten standen. Besonders häufig handelte es sich um massive Infiltrationen des Nierengefäßstieles durch Lymphknotenmetastasen und um Verlegung der Vena renalis durch Tumorthromben mit oder ohne Ausdehnung in die untere Hohlvene. Die Hauptvorteile der präoperativen Nierengefäßokklusion sind auf Tabelle 5 zusammengestellt. Der intraoperative Blutverlust konnte bei den ersten 15 Patienten der eigenen Serie um ca. 30% vermindert werden [11], ein mit den Ergebnissen anderer Autoren übereinstimmendes Resultat [3]. Gerade heute bei zunehmender, nicht unberechtigter Skepsis der Patienten gegenüber Bluttransfusionen, sollte dieser Gesichtspunkt Beachtung finden. Sehr erwünscht ist vor allem bei Nierenstielinfiltrationen oder Verlegung der Nierenvene und Vena cava durch Tumormassen die Möglichkeit, die Vena renalis *vor* der Arterie zu unterbinden. Durch den schon präoperativ zumindest stark reduzierten arteriellen Blutfluß im Tumor und durch die frühe

Tabelle 5. Vorteile der präoperativen Nierentumorembolisation

1. Technische Erleichterung der Operation (kürzere Operationsdauer)
2. Verminderung des intraoperativen Blutverlustes durch Reduktion der Tumorvaskularisation
3. Möglichkeit der präliminaren Ligatur der V. renalis
4. Verminderung der intraoperativ induzierten Tumorzellausschwemmung (?)

Tabelle 6. Histologischer Nachweis des Embolisationsmaterials im renalen Gefäßbaum

13 präoperative Embolisationen		
Histoacryl		4
Segmentarterien	3	
Aa. interlobares	1	
Tachotop flocc.		8
Segmentarterien	1	
Aa. interlobares	4	
Aa. arcuatae (Mark/Rinde)	3	
Ethibloc		1
Aa. interlobulares (Rinde)	1	

Venenligatur ist mit einer Verminderung der intraoperativ induzierten Tumorzellausschwemmung zu rechnen, obwohl dies bis heute nicht exakt belegt ist.

Was den *Zeitpunkt der Embolisation* angeht, bevorzugen wir die Vasookklusion unmittelbar vor der Tumornephrektomie, um dem Kranken das oft sehr unangenehme „Postembolisationssyndrom" zu ersparen. Die Vasookklusion erfolgt meist in Periduralanästhesie, die dann zur anschließenden Tumornephrektomie mit einer Intubationsnarkose kombiniert wird. Als Embolisationsmaterialien setzen wir überwiegend das sofort und vollständig okkludierende Histoacryl-Lipiodol-Gemisch und bei technisch schwierigeren Gefäßverhältnissen den leichter zu handhabenden Kollagenschaum ein.

Die *Ausbreitung der verschiedenen Embolisate* in die Verzweigungen des renalen Gefäßbaumes zeigt Tabelle 6. Das sofort polymerisierende Histoacryl findet man mehr zentral (Abb. 1), Kollagenschaum und Ethibloc werden weiter in die Peripherie geschwemmt. Klinisch relevante Unterschiede allerdings sind mit diesen Befunden nicht korreliert.

Die *Ballonokklusion* der Nierenarterie mit dem Swan-Ganz-Einschwemmkatheter ist effektiv, aber technisch bei stark ausgeprägter Gefäßsklerose nicht immer einfach ausführbar (Abb. 2).

Schwerwiegende *Komplikationen* haben wir bei der präoperativen Nierentumorembolisation in unserem Krankengut nicht gesehen. Lediglich 2mal kam es zu gewis-

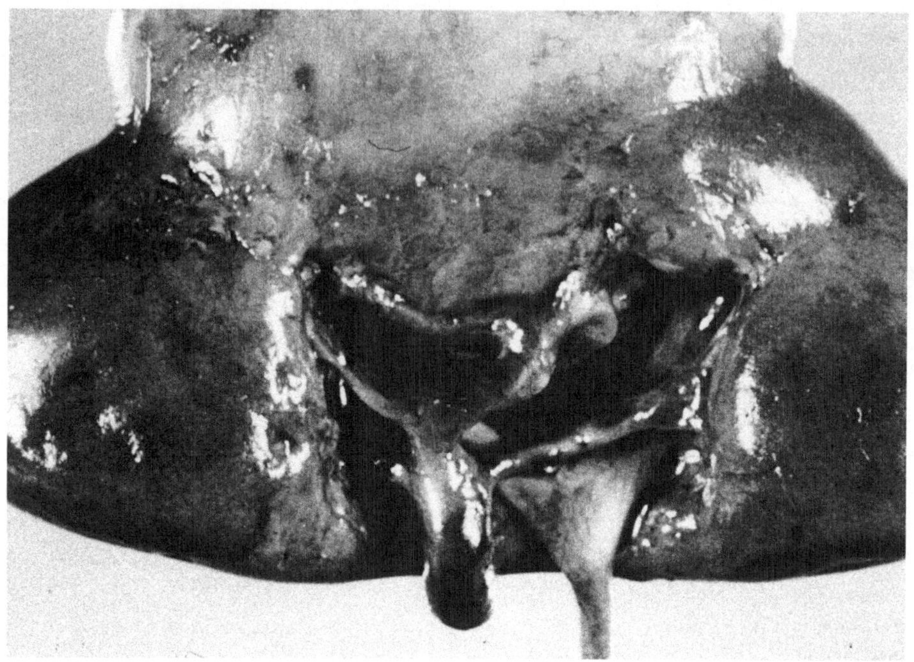

Abb. 1. Operationspräparat nach präoperativer Vasookklusion mit Histoacryl: Acrylatthromben in den eröffneten Segmentarterien sowie im Hauptstamm der A. renalis bis zum Absetzungsrand

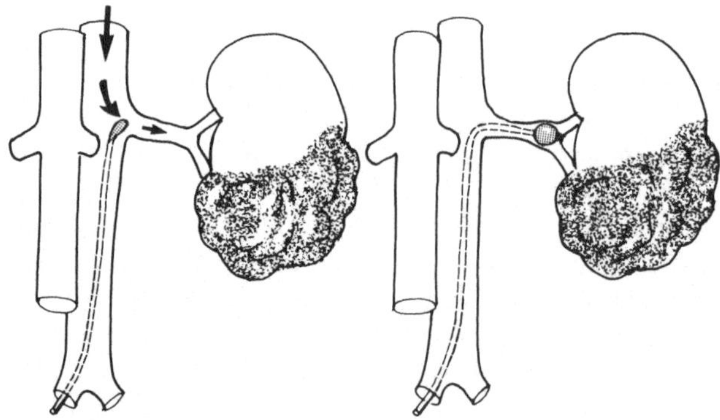

Abb. 2. Zur Technik der präoperativen Okklusion der Nierenarterie mit dem Balloneinschwemmkatheter

sen Schwierigkeiten beim Absetzen der Arteria renalis durch zu weit zentral an die Aorta heranreichende Histoacryl-Thromben.

Eine Vorstellung von der *Frequenz präoperativer Nierentumorembolisationen* in Relation zur Gesamtzahl von Tumornephrekttomien gibt Tabelle 7. Im sich fast über eine Dekade erstreckenden Berichtszeitraum wurden im Mittel 5,9 (3,2–10,3%) der Nierenkarzinome präoperativ embolisiert.

Tabelle 7. Relation präoperativer Nierenarterienokklusionen zur Anzahl operierter Nierenkarzinome

	Jahr		Anzahl op. Nieren-karzinome	Präoperative Okklusionen	
↑	1978		52	3	5,8%
	1979		45	4	8,9%
	1980		58	6	10,3%
	1981		83	5	6,0%
Urolog. Univ.-Klinik München	1982		74	5	6,8%
	1983		93	3	3,2%
	1984		86	3	3,5%
	1985		93	7	7,5%
↓		1–7	60	2	3,3%
	1986				
↑		8–12	21	2	9,5%
Urolog. Klinik Köln-Holweide					
↓	1987	1–4	14	0	0%
	1978–4/1987		679	40	5,9%

Tabelle 8. Embolisation plus Nephrektomie beim metastasierten Nierenkarzinom. (Nach Swanson et al. [16])

Material/Methoden

- 100 Patienten (4/74–8/81) mit Fernmetastasen
- Embolisation mit inertem Material 4–7 [5] Tage vor Op.
- 98% abdominale, 2% lumbale Tumornephrektomie
- 88% postop. Gestagentherapie

Ergebnisse

CR	7%
PR	8%
SD	13%
Progress	72%

- Kein Unterschied mit/ohne Gestagen
- Signif. bessere Überlebenszeit bei „respondern“ (CR, PR, SD)
- Bei Patienten mit *Lungen*metastasen
  1-Jahr-Überlebensrate 64%
  Längere Überlebenszeit mit Embolisation *plus*
  Nephrektomie als nach *alleiniger* Nephrektomie
  (historische Kontrollen)

Tabelle 9. Metastasiertes Nierenkarzinom: Inzidenz spontaner Regression, Literaturübersicht [13]

Autoren	Patientenzahl	Anzahl spontaner Regression	Inzidenz (%)
Bloom	1139	3	0,3
De Kernion	86	1	1,1
Johnson	93	0	0
McNichols	506	0	0
Middleton	503	0	0
Mims	97	1	1,0
Montie	25	0	0
Skinner	309	0	0
Snow[a]	571	4	0,7
Waters	130	0	0

[a] Nur Patienten mit Tumornephrektomie

Embolisation einige Tage vor der Tumornephrektomie

Da wir bei dieser Form der Embolisationsbehandlung nicht über eigene Erfahrungen verfügen, soll hier die Studie von Swanson et al. [16] referiert werden, da sie über das größte einschlägige Krankengut berichtet (Tabelle 8). Die Embolisation erfolgte hier bei Patienten mit Fernmetastasen im Mittel 5 Tage vor einer als adjunktiv zu charakterisierenden Tumornephrektomie unter der Vorstellung, durch eine etwaige okklusionssekundäre „günstige Immunantwort" eine Rückbildung der Metastasen zu erzielen. Erschwert wird die Interpretation der Ergebnisse allerdings durch die bei 88% der Patienten postoperativ verabreichte Gestagentherapie, obwohl diese ja heute meist als wirkungslos eingestuft wird.

Ein wesentliches Ergebnis der Studie ist der hohe Prozentsatz kompletter Remissionen (7%) und die signifikant bessere Überlebenszeit der „responder" im Vergleich zu den „non respondern". Da es sich nicht um eine randomisierte Studie handelte, muß die Inzidenz kompletter Remissionen mit der *spontanen Regressionsrate* metastasierender Nierenkarzinome verglichen werden. In Tabelle 9 ist eine diesbezügliche Literaturübersicht [13] reproduziert. Sie zeigt die bekannte minimale Spontanremissionsrate. Vor allem die in der Tabelle zitierte Studie von Snow und Schellhammer [15] ist relevant, da es sich hier um spontane Remissionen bei Patienten nach Tumornephrektomie handelte.

Bei einem von Swanson et al. [16] angestellten Vergleich der Überlebenszeiten ihrer embolisierten *und* operierten Patienten mit „historischen" eigenen Kontrollpatienten, die *nur* nephrektomiert worden waren, konnte eine längere Überlebenszeit nur bei Patienten mit Lungenparenchymmetastasen gefunden werden.

Zu ähnlichen Ergebnissen kamen Kaisary et al. 1984 [6] in einer vergleichbar strukturierten prospektiven Studie.

Eine endgültige Beurteilung des Stellenwertes der dem operativen Eingriff einige Tage vorausgehenden Embolisation ist derzeit nicht möglich, da Studien fehlen, die prospektiv und randomisiert den Einfluß der Embolisation auf den postoperativen Verlauf bei Patienten mit metastasiertem Nierenkarzinom analysieren. Die hohe Anzahl der kompletten Remissionen nach Embolisation und Operation vor allem bei pulmonaler Metastasierung bleibt zunächst allerdings ungeklärt und muß in randomisierten Studien widerlegt oder bestätigt werden.

Über die von zahlreichen Arbeitsgruppen gefundenen postembolisatorischen Veränderungen immunologischer Parameter kann hier nicht in extenso berichtet werden. Angeführt sei lediglich die von Bakke et al. [2] gefundene Zunahme der killer cell-Aktivität sowie der Nachweis einer verbesserten Immunkompetenz bei ca. 60% der Kranken, wobei als Ursache die embolisationsbedingte Freisetzung von Tumorantigenen postuliert wurde [17].

Definitive Embolisation

Embolisation mit inerten Materialien

Die Embolisation von fortgeschrittenen Nierenkarzinomen mit palliativem Therapieziel als eigenständige Maßnahme hat sicher auch wegen der technisch relativ leichten Durchführbarkeit seit der ersten klinischen Anwendung 1973 durch Almgard et al. [1] eine weite Verbreitung erfahren. Wie so oft bei neuen Behandlungsformen folgte einer ersten euphorischen Phase bald die Zeit der Ernüchterung.

Hier soll versucht werden, den unstreitigen Wert des Verfahrens realistisch einzuschätzen, wobei die Problematik der palliativen Embolisation noch komplexer ist als bei der präoperativen Vasookklusion.

Die eigenen Erfahrungen erstrecken sich seit dem Jahre 1975 auf 35 inoperable Patienten (Tabelle 10), bei denen 37 Embolisationen durchgeführt wurden. Die geringe Embolisationsfrequenz von etwa 3 pro Jahr zeigt schon unsere prinzipiell kritische Einstellung.

Die *Kriterien der Inoperabilität* waren in 4 Fällen die Infiltration von Nachbarorganen durch den Primärtumor, bei 24 Kranken eine diffuse Metastasierung und bei 6 Patienten ein schlechter Allgemeinzustand mit unvertretbar hohem Operationsrisiko.

Die *Indikation* ergab sich bei 10 Patienten aus einer rezidivierenden Makrohämaturie, bei 8 Kranken aus einer akut-bedrohlichen renalen Blutung sowie bei 5 Patienten aus einer starken lokalen Schmerzsymptomatik. In einem Fall führte eine schwer zu kontrollierende, als paraneoplastisch aufzufassende Hyperkalzämie zur Nierentumorembolisation. Bei 10 Patienten – vor allem am Anfang unserer Serie – stand die Vorstellung im Vordergrund, durch die Embolisation den Tumor zu verkleinern und über eine positive Beeinflussung des Immunstatus eine Verlangsamung des Metastasenwachstums und damit auch eine Verlängerung der Überlebenszeit zu erreichen.

Als *Embolisationsmaterialien* (Tabelle 11) verwandten wir bis 1977 ein modifiziertes autologes Muskelhomogenisat, dann Kollagenschaum, während wir in der Folge zur Erzielung einer permanenten Embolisation Butylacrylat bevorzugten.

Tabelle 10. Transfemorale Embolisation inoperabler Nierenkarzinome (8/1975–7/1986) ($n = 35$)

Geschlecht:	♂ 24
	♀ 11
Durchschnittsalter:	65 (32–86) Jahre
Kriterien der Inoperabilität	
Infiltration von Nachbarorganen	4
Diffuse Metastasierung	24
Schlechter Allgemeinzustand	6
Operationsverweigerung	1
Indikationen zur Embolisation	
Rezid. Makrohämaturie (progred. Anämie)	10
Massive Makrohämaturie	8
Lokale Schmerzen	5
„Tumorverkleinerung" bei asymptom. Tumor	10
Hyperkalzämie	1

Tabelle 11. Transfemorale Embolisation inoperabler Nierenkarzinome (8/1975–7/1986)

35 Patienten (37 Embolisationen)	
Embolisationsmaterialien	
Modifiziertes Muskelhomogenisat	11 (13)
Kollagenschaum (Tachotop flocc.)	6
Butylacrylat (Histoacryl)	17
Ethibloc	1

Tabelle 12. Transfemorale Embolisation inoperabler Nierenkarzinome (8/1975–7/1986)

Klinische Ergebnisse ($n = 35$)	
1. Erreichung des palliativen Therapiezieles	
– Sistieren der Blutung	17/18
(geringe Rezidiv-Makrohämaturie nach 1 bzw. 10 Monaten)	(3/13)
– Lokale Schmerzminderung	5/5
– Verkleinerung der Tumormasse	9
– Sistieren der Hyperkalzämie	1
2. Verlauf der Tumorerkrankung (Follow-up bei $n = 26$)	
– Tumorprogression [mittlere Überlebenszeit 8,4 (1–36) Monate]	24/26
– Nach 15 Monaten überlebend ($T_3N_XM_1V_2$)	1/26
– 4 Jahre überlebend ($T_3N_3M_0V_0$) (Op. verweigert – Radiatio nach Embol. → 7 Mon. später Tumornephrektomie)	1/26

Mit absolutem Alkohol, der in der letzten Zeit von vielen Autoren bevorzugt wird [5], haben wir keine eigenen Erfahrungen. Der Vorteil des Butylacrylat-Lipiodol-Gemischs ebenso wie von absolutem Alkohol besteht in der Möglichkeit, die arterielle Strombahn permanent bis weit in die Peripherie hinein zu okkludieren. Bei Butylacrylat verschließt das Embolisat selbst die Gefäße, beim absoluten Alkohol

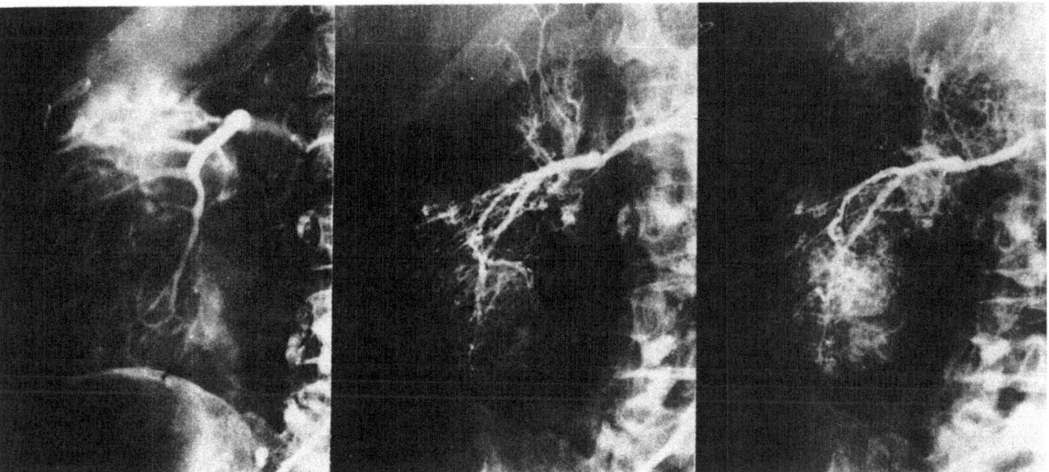

Abb. 3. *Links* inoperabler Tumor vor Embolisation mit Muskelhomogenisat (1975), *Mitte* 9 Monate, *rechts* 24 Monate nach Embolisation

steht die schwere embolisat-sekundäre Gefäßschädigung im Vordergrund. Auf weitere Unterschiede zwischen den verschiedenen zur permanenten Vasookklusion gängigen Embolisaten kann hier ebenso wenig eingegangen werden wie auf technische Einzelheiten.

Einige wesentliche *Ergebnisse* sind in Tabelle 12 wiedergegeben. Die palliativen Therapieziele, wie Stillung der Blutung und Linderung der lokalen Beschwerden, wurden fast immer erreicht, auch die lokale Tumormasse war bei den 9 Patienten, die mittels bildgebender Verfahren nachkontrolliert werden konnten, deutlich verkleinert. Die paraneoplastische Hyperkalzämie war nach Embolisation problemlos beherrschbar. Einen Rückgang oder ein Verschwinden von Metastasen konnten wir in keinem Falle beobachten, auch nicht bei pulmonalen Absiedlungen. Ein solches Ereignis wurde auch von anderen Autoren nur in Einzelfällen und dann nur unvollständig und temporär beobachtet [4].

Eine Analyse des weiteren Verlaufs der Tumorerkrankung zeigt deutlich die Grenzen der Embolisationsbehandlung auf. Mit Ausnahme einer Kranken, bei der 15 Monate nach Embolisation das Ausmaß der pulmonalen Metastasierung noch konstant war, war in allen anderen Fällen der schicksalhafte Verlauf nicht aufzuhalten und führte zwischen 1–36 Monaten zum Tode. Post-embolisatorische Kontrollen mittels konventioneller Angiographie und Radionuklid-Angiographie mit DTPA [14] zeigten erwartungsgemäß partielle Rekanalisationen trotz teilweise eindrucksvoller Verminderung der Tumormasse (Abb. 3) bei mit den älteren Embolisaten, wie z. B. Muskelhomogenisat und Kollagenschaum infarzierten Nieren, während nach Einschwemmung von Histoacryl ein permanenter unvollständiger Verschluß der embolisierten Nierengefäße dokumentiert werden konnte. Trotzdem war ein langfristiger Wachstumsstillstand auch des lokalen Tumors nicht zu erzielen, da die Ausbildung einer kollateralen (bzw. parasitären) Gefäßversorgung des Malignoms über lumbale, Nierenkapsel- oder Mesenterialgefäße nicht zu verhindern war [11].

Tabelle 13. Transfemorale Embolisation inoperabler Nierenkarzinome (8/1975–7/1986)

Nebenwirkungen ($n = 35$) („Postembolisationssyndrom")			
1. *leichte* (29/35 = 83%)		2. *schwere* (6/35 = 17%)	
Flankenschmerz	18	Exitus letalis (sept. Retroperitonealphlegmone, Herzinsuffizienz bei Hypertonus)	2
Fieber (38°C)	19	Ileofemoralvenenthrombose	2
Blutdruckanstieg	5	Lungenembolie	1
Kreatininanstieg	8	Hypertone Krise	1

Nebenwirkungen der palliativen Nierentumorembolisation bei unseren Patienten sind auf Tabelle 13 aufgeführt. Leichtere Störungen im Rahmen des obligaten „Postembolisationssyndroms" traten bei 83%, schwere Komplikationen bei 17% auf. 2 Patienten verstarben als Folge der Embolisation: 1 Kranker erlag einer Herzinsuffizienz anläßlich einer hypertonen Krise, bei einem 2. führte eine septische Retroperitonealphlegmone am 3. Tag nach Embolisation zum Tode.

Nach einer eigenen Sammelstatistik aus dem Jahre 1978 [10] liegt die embolisationsabhängige Letalität bei 3,3%, eine Zahl, die heute aber möglicherweise nicht mehr repräsentativ ist.

Radioembolisation

Ausgehend von der Überlegung, daß durch interstitielle Implantation von radioaktiven Partikeln eine höhere Strahlendosis an den Tumor gebracht werden könne, führte E. K. Lang erstmals 1971 [8] „Radioembolisationen" durch. Die therapeutischen Zielsetzungen waren den bei der Vasookklusion mit inerten Materialien beschriebenen vergleichbar: einerseits die präoperative Embolisation mit der Absicht, einen primär lokal inoperablen Tumor operabel zu machen (down-staging) – andererseits die palliative Embolisation mit Jod 125 mit dem Ziel der Linderung lokaler Symptome und der Hoffnung auf eine günstige Immunantwort.

Ein Teil der Ergebnisse Langs bei Patienten mit metastasierten Tumoren [9] ist auf Tabelle 14 verkürzt zusammengefaßt. Auch hier konnte das Verschwinden von Lungenmetastasen nicht dokumentiert werden. Bemerkenswert sind allerdings die guten Überlebenszeiten bei metastasierten Nierenkarzinomen nach Radioembolisation, wobei Patienten mit Skelettmetastasen deutlich am besten abschnitten. Als entscheidend für diese guten Ergebnisse nimmt Lang die deutliche Verminderung der Tumormasse bei gleichzeitiger Verbesserung der Immunkompetenz an, hervorgerufen durch die kontinuierliche Freisetzung von Tumorantigenen.

Trotz dieser im Vergleich zu der Embolisation mit inerten Materialien etwas besseren Resultate ist eine völlige Zerstörung des Tumors auch nicht durch die Radioembolisation möglich. In den bei Autopsien oder Tumornephrektomien nach Radioembolisation gewonnenen Präparaten konnte praktisch immer noch Resttumor gefunden werden. Als Ursache hierfür ist die zwangsläufig ungleichmäßige Verteilung der radioaktiven Substanzen im renalen Gefäßbaum trotz Fraktionierung der Embolisation in 3 Dosen über 3 Monate anzusehen. Weitere Ergebnisse Langs mit einer

Tabelle 14. Radioembolisation des fortgeschrittenen Nierenkarzinoms ($T_{2-4}N_{0-3}M_1$). (Nach Lang [9])

Materialien	
J 125 zur palliativen Embolisation (3× in 3 Monaten)	
Radon zur präoperativen Embolisation (5 Wochen präop.)	
Komplette Tumorausschaltung nicht möglich wegen inhomogener Verteilung des Embolisates (bei 10/11 autopsierten Patienten aktiver Resttumor)	
Ergebnisse	
– Verminderung der Masse des Primärtumors	84/88
– Kontrolle der Hämaturie	18/22
– Kontrolle lokaler Schmerzen	18/21
– Gewichtszunahme Normalisierung der BKS	30/33
Kein Verschwinden von Lungenmetastasen	
– Überlebenszeiten (nur Radioembolisation)	
2 Jahre 48%	($n = 33$)
5 Jahre 39%	($n = 18$)
10 Jahre 0%	($n = 7$)

Kombination von regionärer Chemotherapie und Radioembolisation gefolgt von Tumornephrektomie einige Wochen später bei Patienten mit lokal fortgeschrittenen und/oder metastasierten Tumoren sind ebenfalls sehr vielversprechend (55% 2 Jahre, 33% 5 Jahre, 11% 10 Jahre Überlebenszeit) und sollten von anderen Gruppen in einem randomisierten Ansatz reproduziert werden.

Chemoembolisation

Kato [7] stellte eine Kombination von Embolisation und regionaler Chemotherapie mit Mitomycin zur Diskussion, wobei bessere Palliativergebnisse mit dem Zytostatikum in mikroverkapselter Form zur Verzögerung der Wirkstoff-Freisetzung im Vergleich zu nicht verkapseltem Mitomycin bei geringerer Nebenwirkungsrate zu erzielen waren (Tabelle 15). Eine Beurteilung von Überlebenszeiten nach Chemoembolisation mit palliativem Therapieziel ist noch ebenso wenig möglich wie eine Einschätzung des Stellenwertes dieses Verfahrens im Vergleich zu den anderen Embolisationstechniken.

Schlußfolgerungen

Auf Tabelle 16 ist eine abschließende Würdigung des Stellenwertes der Embolisation bei der Behandlung fortgeschrittener und/oder metastasierter Nierenkarzinome

Tabelle 15. Chemoembolisation fortgeschrittener Nierenkarzinome. (Nach Kato et al. [7])

Material/Methoden

Gruppe A	Simultane Einschwemmung von Gelfoam-Partikeln und mikroverkapseltem Mitomycin C 35 Patienten (11 mit Fernmetastasen)
Gruppe B	Simultane Einschwemmung von Gelfoam-Partikeln und nicht verkapseltem Mitomycin C 10 Patienten (7 mit Fernmetastasen)

Ergebnisse

Stärkere Tumorverkleinerung	
Anhaltendere Vasookklusion	in Gruppe A
Ausgedehntere Tumornekrosen	

40% geringere Mitomycin A-Spiegel in Gruppe A

Tabelle 16. Stellenwert der Embolisation fortgeschrittener (metastasierter) Nierenkarzinome

Möglichkeiten

- Beseitigung von Symptomen (Blutung, Schmerz, paraneoplast. Aktivität)
- Präop. downstaging
- Tumorverkleinerung und/oder transitorische Verlangsamung des lokalen Tumorwachstums
- Bei nachfolgender adjunktiver Tumornephrektomie (in Einzelfällen) Rückgang von (Lungen-)Metastasen
- Längere Überlebenszeit in Kombination mit Tumornephrektomie bei Patienten mit Lungenmetastasen
- Längere Überlebenszeit bei Radioembolisation?

Grenzen

- Letztlich immer Progression des Tumorleidens (bei alleiniger Embolisation)

Gefahren

- Hohe Morbidität (83% leichtes, 17% schweres Postembolisationssyndrom)
- Letalität 3,3%

aufgrund der eigenen Erfahrungen und der Literatur versucht. Ganz entscheidend ist die Feststellung, daß die zentrale Frage, ob die Embolisation imstande ist, das Überleben Nierentumorkranker zu verlängern, sei es als alleinige Therapie oder als Ergänzungsmaßnahme zur Operation, so lange nicht ausreichend beantwortet werden kann, als randomisierte prospektive Studien mit entsprechendem Design nicht vorliegen.

Unbestritten ist der Wert der Embolisation einerseits als Palliativmaßnahme z. B. bei einer unstillbaren Blutung aus einem inoperablen Tumor und andererseits als technische Hilfe bei besonders schwierigen Tumornephrektomien, wie z. B. beim Vorliegen eines Cavathrombus.

Literatur

1. Almgard LE, Fernström I, Haverling M, Ljungquist A (1973) Treatment of renal adenocarcinoma by embolic occlusion of renal circulation. Br J Urol 45:474–479
2. Bakke A, Göthlin JH, Hankaas SA (1982) Augmentation of natural killer cell activity after arterial embolization of renal carcinomas. Cancer Res 42:3880–3883
3. Christensen K, Dyreborg U, Andersen JF, Nissen HM (1985) The value of transvascular embolization in the treatment of renal carcinoma. J Urol 133:191–193
4. Ekelund L (1986) Transcatheter embolization in the management of neoplastic and benign disease of the kidney. In: Lang EK (ed) Percutaneous and interventional urology and radiology. Springer, Berlin Heidelberg New York, pp 177–187
5. Ellmann BA, Parkhill BJ, Curry TS, Marcus PB, Peters PC (1981) Ablation of renal tumors with absolute ethanol: A new technique. Radiology 141:619–626
6. Kaisary AV, Williams G, Riddle PR (1984) The role of preoperative embolization in renal cell carcinoma. J Urol 131:641–646
7. Kato T, Nemoto R, Mori H, Takahashi M, Tamakawa Y (1981) Transcatheter arterial chemoembolization of renal cell carcinoma with microencapsulated mitomycin C. J Urol 125:19–24
8. Lang EK (1971) Superselective arterial catheterization as a vehicle for delivering radioactive infarct particles to tumors. Radiology 98:391–399
9. Lang EK (1986) Transcatheter embolization of renal cell carcinoma with radioactive infarct particles. In: Lang EK (ed) Percutaneous and interventional urology and radiology. Springer, Berlin Heidelberg New York, pp 189–199
10. Marx FJ, Eisenberger F, Bassermann R (1978) Komplikationen nach transfemoraler Nierentumorembolisation. Übersicht und eigene Erfahrungen. Urologe A 17:79–84
11. Marx FJ, Chaussy Ch, Moser E (1981) Nierentumorembolisation – Indikation und Ergebnisse. In: Rattenhuber U, Wieland W (Hrsg) Diagnostik und Therapie des Nierenkarzinoms. Zuckschwerdt, München, S 140–154
12. Marx FJ, Chaussy Ch, Moser E (1982) Grenzen und Gefahren der palliativen Embolisation inoperabler Nierentumoren. Urologe A 21:206–210
13. McLeod DG, Skoog SJ (1984) Spontaneous regression of renal cell carcinoma: myth or reality? In: Javadpour N (ed) Cancer of the kidney. Thieme, Stuttgart New York, pp 149–158
14. Moser E, Marx FJ, Gebauer A, Büll U (1981) Erfolgsbeurteilung der palliativen transfemoralen Nierentumorembolisation durch die Radionuklidangiographie (RNA) mit 99 mTC-DTPA. Fortschr Röntgenstr 135:267–274
15. Snow RM, Schellhammer VF (1982) Spontaneous regression of metastatic renal cell carcinoma. Urology 20:177
16. Swanson DA, Johnson DE, v. Eschenbach AC, Chuang VP, Wallace S (1983) Angioinfarction plus nephrectomy for metastatic renal cell carcinoma – an update. J Urol 130:449–452
17. Wallace S, Chuang VP, Swanson D (1981) Embolization of renal carcinoma. Experience with 100 patients. Radiology 138:563–579

Current Management of Renal Cell Carcinoma

J. B. DE KERNION[1]

Management of Primary Renal Carcinoma

The surgical options for which one may select when faced with a patient with a primary renal carcinoma are radical nephrectomy, simple nephrectomy, partial nephrectomy, or enucleation. The traditional management of primary renal carcinoma has been radical nephrectomy with regional lymphadenectomy [1]. At the present time it is still our practice to perform this procedure in most patients who have a normal kidney on the opposite side. However, there is an increasing tendency to promote more conservative treatment of renal carcinoma. While it is clear that complete removal of the kidney and all of Gerota's fascia is a very thorough and satisfactory cancer operation, it is questionable whether one can achieve the same results by the more conservative approaches. In reaching a decision regarding this controversy, one must review the results of treatment of tumor in the solitary kidney, as well as the argument for simple enucleation.

Bilateral Renal Tumors and Tumors in the Solitary Kidney

The options for the management of the patient with tumor in the solitary kidney are well recognized and generally most patients undergo partial nephrectomy in vivo. Selective infarction is seldom practical in our institution except for palliation in the otherwise inoperable patient. Total nephrectomy with subsequent chronic dialysis is rarely indicated but is appropriate in patients who are otherwise healthy and free of metastases. Transplantation can be considered after waiting a minimum of twelve months following nephrectomy to allow for the appearance of occult metastases.

The UCLA series is an example of a number of series which prove the success of treatment of tumor in the solitary kidney [2]. Our initial report consisted of 43 patients, 17 of whom had a tumor in the solitary kidney with the opposite kidney having been excised for benign disease. The other 26 patients either had bilateral tumors at the time of presentations or had had a prior radical nephrectomy for renal carcinoma. Partial nephrectomy was performed in 16 patients with solitary lesions and in only two was ex vivo surgery required. One patient underwent a radical nephrectomy and subsequent dialysis. In the 20 patients with bilateral tumors (either synchronous or asynchronous), only two required ex vivo surgery for successful partial nephrectomy. Two of these patients had radical nephrectomy and four were inoperable. Therefore, 39 of the 43 cases were operated for cure. Survival was essentially equivalent to the results which were reported for patients undergoing radical nephrectomy for renal carcinoma, and depended mainly upon the stage of the tumor at the time of the partial nephrectomy. Clearly, patients with low stage tumors survived much longer

[1]Division of Urology, 10833 Le Conte Avenue, Los Angeles, CA 90024-1738, USA

Das Nierenkarzinom. Hrsg. v. G. Staehler

than patients with higher stage tumors. Furthermore, in contrast to other studies, the length of the interval between the first nephrectomy (for tumor) and excision of the tumor in the solitary kidney had no prognostic significance.

Conservative Surgery of Renal Tumors

A more compelling debate relates to the role of simple enucleation or partial nephrectomy in the management of small renal tumors. This may even become a more important issue as more asymptomatic lesions are diagnosed by wider use of computerized tomography and nuclear magnetic resonance. Incidental renal carcinomas are usually small and may be amendable to enucleation, and occur with varying incidences, depending upon definition and upon method of diagnosis. Of 3232 cases of renal carcinoma in Los Angeles County between 1972 and 1984, 15% were asymptomatic [3]. Most (77.5%) of the 449 patients with asymptomatic lesions had tumors localized to the renal parenchyma in contrast to only 43.9% of 2448 patients with symptomatic lesions. It would therefore appear that a large number of incidentally diagnosed tumors are more likely to be small and localized and possibly curable by more conservative methods. Available data would also suggest that the potential for metastases is indeed related to tumor size, though small renal tumors may metastasize even at an early stage. However, the more pertinent question relates to the risk of local recurrence after conservative therapy and, as noted in our series and in others following partial nephrectomy, this risk is indeed quite small. It therefore appears that an increasing number of tumors will be diagnosed at an early stage and therefore may be suitable for more conservative treatment such as partial nephrectomy.

Simple enucleation has also been advocated. In the report by Novick et al. [4], 33 patients underwent enucleation of low grade tumors. Eighty-five percent of these were stage I and 90% survived disease free for three years. However two patients (6%) did have local recurrence. This optimism regarding the efficacy of enucleation must be balanced against other reports which have demonstrated that invasion of the pseudocapsule occurs in as many as 30% of patients with tumors smaller than 6 cm. When one contrasts this to the very low local recurrence risk following true partial nephrectomy, it is difficult to justify enucleation. However this may have a role in patients with multiple tumors in a solitary kidney or patients with von Hippel-Lindau's disease.

Management of Metastatic Disease

Management of Patient with Concomitant Metastases

Thirty-two percent of patients with renal cell carcinoma will have metastases at the time of diagnosis. This therefore represents a large population of patients for whom some treatment strategies should be designed. The issue of whether to perform nephrectomy on such patients continues to be debated. It was primarily based upon the expectation for palliation by removal of large, symptomatic primary tumors. Indeed, this is still a reasonable indication for nephrectomy in the presence of distant metastases although many patients are more easily managed by such measures as innovative pain management, or angioinfarction. A more debatable issue is whether nephrectomy should be performed in the asymptomatic patient with metastases. The existing literature indicates that the chance for regression of metastases in such patients is less than one percent. Furthermore, when one considers the limited survival expectancy of the population of patients, it is difficult to justify the imposition of a major procedure with its inherent risks [5].

However, several indications do seem to exist for so called adjunctive nephrectomy. First, adjunctive nephrectomy is indicated as part of an approved and reasonable experimental study, especially with immunotherapy. Secondly, patients with a solitary metastasis and a primary tumor may be well served by nephrectomy and excision of the primary lesion. However, it is well recognized that most of such patients will manifest other foci of metastases within several years. Finally, one might consider adjunctive nephrectomy in the patient who has a primary tumor which is resectable, has small metastases limited to the lungs, and a normal performance status [6]. This argument is indeed somewhat tenuous, since it is not based on any prospective studies. However, data from our institution suggest that such patients can indeed be expected to do very well for a number of years even in the presence of metastatic disease, and might be helped by removal of a large primary tumor. We reviewed the history of approximately 130 patients with metastases. Some patients who presented with small pulmonary metastases who subsequently had nephrectomy, did very well for a surprisingly prolonged period. Approximately 20% of such patients were alive three years after the nephrectomy [7]. However, the impact of the nephrectomy is unknown, and one might argue that the patients might have done as well without surgery.

Even within this group of patients who would be expected to do well in the presence of metastastic disease, some patients rapidly progressed. This seemed to be independent of tumor burden, clinical status or histologic type. We therefore, as suggested by Lundberg et al. [8], postulated that DNA content might be a more accurate discriminator of tumor behavior. Fresh tumors from patients who underwent nephrectomy in the presence of metastatic disease, were frozen in liquid nitrogen in a viable state. After thawing and washing, the DNA content and ploidy were assessed by cytofluorometry. The data indicated a significant difference in survival between patients with diploid tumors vs. those with aneuploid tumors. Virtually all patients with diploid tumors survived more than two years with metastases, and almost no patient with aneuplid tumors survived two years. This data suggests that flow cytofluorometry for DNA content is a valuable prognostic indicator and may be a stronger predictor of behavior than any other factor including tumor stage and grade. We suggest that DNA content be included in the analysis of tumors in patients placed in treatment trials since this has a significant impact on survival. Furthermore, it may be possible in the future to predict the behavior of renal carcinoma by several cytologic samples obtained percutaneously. This could potentially allow selection of patients for more aggressive treatment.

Angioinfarction in patients with metastatic disease has been advocated as a means of prolonging survival and inducing tumor regression. The data from MD Anderson Hospital indicates that approximately 30% of 100 patients who underwent percutaneous angioinfarction of primary tumors, followed by progesterone therapy and nephrectomy, had an objective response [9]. However, these data must be analyzed in the light of patient selection. Mainly patients with good performance status and small pulmonary metastases were included. Furthermore, the impact of the nephrectomy is difficult to ascertain in this patient population. Subsequent randomized studies have shown no benefit for angioinfarction. Furthermore, the procedure is associated with significant morbidity and is seldom indicated except for amelioration of symptoms.

Treatment of Delayed Metastases

Even patients with clinically localized renal cell carcinoma have a considerable risk of developing metastases after radical nephrectomy or partial nephrectomy. The management of these patients continues to present a formable challenge to the clinician. Single agent or multiple agent chemotherapy is of no proven value. Vinblastine has been reported to produce approximately a 15% response rate although this has not been clearly documented in randomized studies. Combinations of multiple agents have also not improved the results of treatment. Hormonal therapy has consisted mainly of progesterone therapy, although other agents have also been used in clinical trials. The progesterone reportedly produce subjective responses in approximately 15% of patients. Once again, this has not been clearly documented in any clinical study. Indeed, the evidence would suggest that only rarely does a patient undergoing hormonal therapy have a clinical response and this may well indeed be due to the natural behavior of the neoplasm. Nonetheless, progesterones are not toxic and may produce symptomatic relieve or psychological benefit for some patients.

Immunotherapy of renal carcinoma has been a subject of interest for many years [5]. The unusual natural behavior of this tumor at least suggests the possibility of modulation by indigenous immunologic elements. Active immunotherapy has been used in many forms. Bacille Calmette-Guerin has been shown to produce some responses in trials although this has not been supported in randomized studies. Polymerized tumor cells have been used by Tykka and associates with reports of some increased survival and approximately a 30% response rate. Once again, this has not been firmly substantiated in other studies and further clinical trials are needed. Active immunotherapy consisting of radiated autologous tumor cells plus *C. parvum* was instituted at our institution, based on a Phase II study which showed a number of impressive clinical responses. The Phase III trial compared this immunotherapy program to medroxyprogesterone acetate. While an occasional response was recorded in each arm of the study there was no significant difference between the immunotherapy group and the progesterone group. Active immunotherapy of IL2 and LAK cells will be discussed later.

The interferons are a heterogeneous group of agents which initially were found to exert significant antiviral influences and subsequently were shown also to have antitumor effects. We have performed a number of Phase II and III trials at our institution with various interferons [10]. Forty-three patients with measurable metastatic renal carcinoma were entered into a Phase II study of natural alpha-interferon. Fourteen percent of the patients had either a partial or a complete response. If one adds those with a minimal response, the response rate increases to 21%. Response duration was brief except for one complete response which is maintained after five and one half years. Toxicity was severe and consisted mainly of fatigue, loss of appetite, weight loss and depression. A second Phase II study combined natural alpha-interferon with vinblastine. Fourteen percent of patients had either a complete or partial response. The toxicity was significantly increased and we concluded that the addition of vinblastine did not increase the antitumor effect of alpha-interferon. The third study evaluated the effects of escalating doses of recombinant alpha-interferon in metastatic renal cell carcinoma. Twenty-six percent of patients had either a complete or partial response. Duration of survival seemed to have been increased although the twenty-fifth percentile has not yet been reached. The fourth study was a multi institutional randomized study comparing recombinant gamma-interferon with progesterone. This randomized study showed no difference in response between the interferon and progesterone. This may have been due to a dose effect, and a study has been reinstituted to assess the effect of higher doses of the gamma-interferon.

In all of the interferon studies, the true response rates (complete or partial) were small. As noted above, the population of patients most likely to have a prolonged survival were patients with limited pulmonary metastases and an excellent performance status. In addition, an analysis of the responders in the interferon studies indicates that those who had had prior removal of the primary tumor and patients who developed metastases a long time after nephrectomy, also were more likely to respond and to survive a longer period of time. Therefore, a profile of the patient likely to respond was developed. This must be taken into consideration in any further clinical trials of metastatic renal carcinoma. In summary, while the early studies with interferon failed to produce dramatic response rates, some patients do seem to respond. Whether or not this is simply due to natural history factors and natural tumor behavior has not yet been clearly resolved, although some patients may indeed be favorably affected by therapy

Tumor Necrosis Factor is another lymphokine which has been demonstrated to have some antitumor efficacy in vitro and in animal models. We are currently performing a Phase II study of genically engineered Tumor Necrosis Factor in patients with metastatic renal cell carcinoma. Fourteen patients have been entered but thus far no significant responses have been noted. Toxicity has been very tolerable and consisted mainly of slight loss of appetite.

Isolation and production of Interleukin-2 made possible early clinical trials in metastatic cancer. Large amounts are required and only through genetic engineering technology was this achievable. Interleukin-2 alone has not produced significant responses in most studies. Innovative methods of Interleukin-2 therapy, including intralymphatic injection, are currently being evaluated but few results have been published. The combination of Interleukin-2 with autologous peripheral blood leukocytes with subsequent production of lymphokine-activated killer (LAK) cells has produced some initial exciting results. In the initial report by Rosenberg et al. [11], 36 patients with renal cell carcinoma were treated with a combination of intravenous IL-2 plus LAK cells. Four complete responses were noted plus 8 partial responses. Toxicity of this regimen has been severe with marked rises in creatinine, fevers, hypotension and anaphylaxis. One death has been recorded in a large series of patients with metastatic renal carcinoma as well as other metastatic tumors. Constant infusion of IL-2 has been proposed by West et al. [12] as a means of decreasing toxicity. Of six patients with renal carcinoma treated by their technique, three had partial responses with less toxicity. Another major problem with the LAK-IL-2 method, in addition to the need for hospitalization and the high toxicity, is the cost. This is prohibitive at most institutions and treatment trials have therefore been severely restricted. It is for this reason that we as yet do not have a true and clear understanding of the expected response rate from this innovative therapy. Clearly, however, it has thus far produced more dramatic responses than any immunotherapeutic method here reported. The current experimentation with Tumor Infiltrating Leukocytes also promises another innovative and potentially effective avenue of immunotherapy. Once the technological, economic, and toxicity problems have been overcome, a truly effective immunotherapy for renal carcinoma maybe forthcoming.

References

1. deKernion JB, Mukamel E (1987) Selection of initial therapy for renal carcinoma. Cancer 60
2. Smith RB, deKernion JB, Ehrlich RM, Skinner DG, Kaufman JJ (1984) Bilateral renal cell carcinoma and renal cell carcinoma in the solitary kidney. J Urol 132:450
3. Ritchie AWS, deKernion JB (1987) Incidental renal neoplasms: incidence in Los Angeles County, treatment and prognosis. Progress and controversies in oncological urology II. In: EORTC Genitourinary Group Monograph 5. Liss, New York
4. Novick AC, Zincke H, Neves RJ, Topley HM (1986) Surgical enucleation for renal cell carcinoma. J Urol 135:235
5. deKernion JB, Lindner A (1982) Treatment of advanced renal cell carcinoma. In: Kuss R, Murphy G, Khoury S, Karr J (eds) Proceedings of the First International Symposium on Kidney Tumors. Liss, New York, p 614
6. deKernion JB, Ramming KP, Smith RB (1978) Natural history of metastatic renal cell carcinoma: a computer analysis. J Urol 120:148
7. Maldazys JD, deKernion JB (1986) Prognostic factors in metastatic renal carcinoma. J Urol 135:376
8. Ljungberg B, Stenling R, Roos G (1986) Prognostic value of deoxyribonucleic acid content in metastatic renal cell carcinoma. J Urol 136:801
9. Swanson D, Johnson DE, von Eschenbach AC, Chuang VP, Wallace S (1983) Angioinfarction plus nephrectomy for metastatic renal cell carcinoma – an update. J Urol 130:449
10. Sarna G, Figlin R, deKernion JB (1987) Interferon in renal cell carcinoma. Cancer 59:610–612
11. Rosenberg SA, Lotze MT, Muul LM, Chang AE, Avis FP, Leitman S, Linehan WM, Robertson CN, Lee RE, Rubin JT, Seipp CA, Simpson CG, White DE (1987) A progress report on the treatment of 157 patients with advanced cancer using lymphokine-activated killer cells and interleukin-2 or high dose interleukin-2 alone. N Engl J Med 316:889
12. West WH, Tauer KW, Yannelli JR, Marshall GD, Orr DW, Thurman GB, Oldham RK (1987) Constant-infusion recombinant interleukin-2 in adoptive immunotherapy of advanced cancer. N Engl J Med 316:898

Immunologische Aspekte in der Behandlung des Nierenkarzinoms

R. Ackermann[1]

Mit zunehmender Kenntnis der komplexen Interaktionen zwischen Tumor und Immunsystem haben sich auch die Ansätze für eine Immuntherapie maligner Tumoren gewandelt. Neue Möglichkeiten eröffnen sich in zunehmendem Maße, nachdem sich eine Vielzahl von biologisch wirksamen Substanzen identifizieren, charakterisieren und gereinigt darstellen ließen, die an der Vermittelung antitumoraler Reaktionen im Organismus beteiligt sein können. Da diese Mediatoren neben ihren immunmodulierenden Eigenschaften selbst teilweise antitumorale Aktivität besitzen, wird der Begriff der Immuntherapie in zunehmenden Maße durch den der Biotherapie oder durch den Begriff der „biological response modification" ersetzt.

Die Anwendung der sogenannten „biological response modifiers" zur Behandlung maligner Tumoren erfolgt unter der Vorstellung, in die komplexen Wechselbeziehungen zwischen Tumor und Tumorträger einzugreifen, damit der Organismus des Patienten die Erkrankung unter Kontrolle bringen kann. Hierzu sind mehrere Ansätze möglich:

1. Die Verbesserung oder Steigerung der Abwehr des Patienten durch die Verabreichung von Zellen oder von natürlichen biologischen Substanzen oder synthetischen Derivaten als Effektoren oder Mediatoren einer antitumoralen Abwehrreaktion.
2. Steigerung der antitumoralen Antwort des Organismus durch die Wiederherstellung von Effektormechanismen und/oder durch die Reduzierung von Reaktionen des Organismus, die sich nachteilig auf den Verlauf einer Tumorerkrankung auswirken.
3. Steigerung einer antitumoralen Reaktion durch die Verabreichung modifizierter Tumorzellen oder von Vakzinen, die gegen den eigenen Tumor entwickelt wurden.
4. Maßnahmen zur Steigerung der Sensitivität von Tumorzellen gegenüber einer bestehenden antitumoralen Reaktion.
5. Eine Verminderung der malignen Transformation und/oder Maßnahmen, die eine Redifferenzierung von Tumorzellen bewirken.
6. Steigerung der biologischen Toleranz des Organismus gegenüber aggressiven zytotoxischen therapeutischen Maßnahmen.

Es gibt eine Vielzahl von klinischen Untersuchungen über die Wirksamkeit von verschiedenen immunologischen Therapiekonzepten beim Nierenkarzinom. Dies beruht wahrscheinlich zum einen auf dem Dilemma, daß konventionelle Therapieformen beim metastasierten Nierenkarzinom ineffektiv sind. Zum anderen wurde das Nierenkarzinom als ein für eine Immuntherapie besonders geeigneter Tumor erachtet. Seltene klinische Beobachtungen von spontanen Regressionen von Metastasen, die als immunologische Phänomene interpretiert wurden, haben hierzu sicher

[1] Urologische Klinik der Universität, Moorenstr. 5, D-4000 Düsseldorf

Das Nierenkarzinom. Hrsg. v. G. Staehler

Tabelle 1. Tumorimmunologische Konzepte in der Therapie des fortgeschrittenen Nierenkarzinoms

- Immun-RNA
- Interferone
- Interleukin 2 (IL-2) und Lymphokinaktivierte Killerzellen (LAK)
- Modifizierte Tumorzellen und Tumorzellvakzine
- Tumornekrose-Faktor (TNF)
- Thymosin-Fraktion 5

beigetragen. Der Vollständigkeit halber seien hier frühe Studien mit BCG und Transferfaktor erwähnt, ohne daß damit der Verlauf der Erkrankung günstig beeinflußt werden konnte [16, 17]. In mehreren Pilotstudien wurden neuere Therapiekonzepte, die in Tabelle 1 aufgelistet sind, auf ihre Effektivität hin untersucht.

Die Therapie mit Immun-RNA basiert auf der experimentellen Beobachtung, daß mit Ribonukleinsäure von Lymphozyten, die durch ein spezifisches Antigen stimuliert wurden, die entsprechende spezifische immunologische Aktivität in nicht stimulierte Lymphozyten übertragen werden kann [14]. Es gibt außerdem experimentelle Hinweise, daß Immun-RNA die Eigenschaften eines Adjuvans besitzt, das zu einer Steigerung einer gegen einen Tumor gerichteten Immunantwort beiträgt [32]. Schließlich ließ sich in verschiedenen Experimenten zeigen, daß die extrahierte xenogene Immun-RNA das zur Stimulation injizierte Antigen noch enthält, also einen Antigen-RNA-Komplex darstellt, der eine höhere Immunogenität im Vergleich zum Antigen allein aufweist [1]. Das Prinzip der Behandlung besteht darin, daß Zellsuspensionen des entfernten Tumors oder Extrakte des Tumors in Tiere injiziert werden. Nach entsprechender Stimulation des Immunsystems wird die RNA aus Lymphozyten extrahiert und wiederholt durch intrakutane Injektion dem Patienten über viele Wochen verabreicht. DeKernion und Mitarbeiter berichteten über ein fehlendes Ansprechen von Metastasen auf eine solche Therapie bei 23 Patienten [24]. Der fehlende Nachweis einer effektiven antitumoralen Reaktion in dieser Studie wurde auf eine mögliche Inaktivierung der xenogenen Immun-RNA durch die enzymatische Aktivität der Patienten zurückgeführt. In Untersuchungen von Richie und Mitarbeitern wurde eine solche Interferenz dadurch ausgeschlossen, daß die Aktivierung der Lymphozyten des zu behandelnden Patienten in vitro erfolgte, nachdem zuvor seine Lymphozyten durch Leukophorese gewonnen worden waren [25]. In dieser Pilotstudie wurde eine komplette und eine partielle Regression von Metastasen beobachtet, die 18 bzw. 8 Monate anhielten. Dieses Therapiekonzept wurde trotz der signifikanten antitumoralen Reaktionen, die bei 2 Patienten nachweisbar waren, bislang nicht weiter verfolgt (Tabelle 2).

Interferone stellen den Prototyp der biologischen Responsemodifikatoren dar. Entsprechend ihren biologischen, chemischen und antigenen Eigenschaften lassen sich 3 Typen unterscheiden: Alpha-, Beta-, und Gamma-Interferone. Es ist bekannt, daß Interferone sowohl antivirale Eigenschaften als auch immunmodulierende Eigenschaften und antiproliferative Aktivitäten besitzen. Im in vitro Experiment läßt sich zeigen, daß Tumorzellen verschiedenen Ursprungs in Gegenwart von Interferonen in unterschiedlichem Ausmaß und in Abhängigkeit von der Interferon-

Tabelle 2. Xenogene Immun-RNA in der Therapie des Nierenkarzinoms

	Remission CR + PR/ auswertbare Patienten
Immun-RNA aus Schaflymphozyten[a]	0/23
Autologe Lymphozyten nach Inkubation mit Meerschweinchen Immun-RNA[b]	2/ 6

[a] Ramming u. DeKernion (1977)
[b] Richie et al. (1984)

Tabelle 3. Interferon-Therapie beim Nierenkarzinom

Autor (Jahr)	Interferon (Typ)	Patientenzahl (auswertbar)	Remission CR/PR
DeKernion et al. (1983)	HuIFN (Le)	47 (43)	1/6
Kempf et al. (1986)	rIFN-a2	9	0/1
		26	0/2
Kimura (1984)	HuIFN (Ly)	56	0/11
Kirkwood et al. (1983)	HuIFN (Le)	14	1/2
		16	0/0
Krown et al. (1983)	rIFN-a (A)	27 (19)	0/2
Marumo et al. (1984)	HuIFN (Ly)	18	0/1
Muss et al. (1984)	rIFN-a	10 (7)	0/0
Neidhart et al. (1980)	HuIFN (Ly)	33	0/5
		23	0/4
		11	0/2
Otto et al. (1985)	rIFN-a2	33	1/8
Quesada et al. (1983)	rIFN-a (A)	15	0/0
		15	0/4
		26	1/7
Vugrin et al. (1984)	HuIFN (Ly)	22 (21)	0/3

konzentration in ihrer Proliferation gehemmt werden können. Neben dieser direkt wirksamen antiproliferativen Eigenschaft können Interferone indirekt durch Aktivierung von „natürlichen Killerzellen" eine Zytolyse von kultivierten Tumorzellen bewirken. Es ist nicht geklärt, welcher der beiden Mechanismen in vivo eine effektive antitumorale Reaktion bewirkt oder ob beide Mechanismen daran beteiligt sind.

In den meisten klinischen Studien wurden entweder natürliche oder rekombinante Alpha-Interferone auf ihre therapeutische Wirksamkeit hin untersucht. Durch Tabelle 3 wird die Problematik der Interpretation der gewonnenen Ergebnisse verdeutlicht. Zum einen wurden unterschiedliche Interferon-Präparationen verwendet, die sich in ihren antiproliferativen Eigenschaften unterscheiden. Des weiteren unterscheiden sich die verschiedenen Studien durch die Art der Applikation, intramuskulär oder intravenös. Die gewählte Dosis differiert außerordentlich zwischen den einzelnen Studien, ebenso das Zeitintervall zwischen den einzelnen Anwendungen und die Gesamtdauer der Therapie. Hinzukommt, daß die meisten Aussagen über die Effektivität der Interferone nur auf kleinen Fallzahlen beruhen.

Betrachtet man die Ergebnisse, die bei über 200 Patienten erreicht wurden, so war eine komplette Regression von Metastasen nur bei 4 Patienten zu beobachten. Partielle Regressionen wurden je nach Studie in 0–20% der Fälle registriert.

In mehreren Pilotstudien wurden auch rekombinante Beta-Interferone auf ihre therapeutische Wirkung hin geprüft [26]. Auch in diesen Untersuchungen wurden partielle Regressionen bei ca. 10% der Patienten erreicht. Im März 1986 haben wir eine eigene Pilotstudie mit rekombinantem Gamma-Interferon begonnen. Die Studie umfaßt bislang 14 Patienten, die zum Zeitpunkt der Tumornephrektomie entweder Lymphknoten- oder Fernmetastasen aufwiesen. Die Therapie wurde so früh wie möglich nach der Operation begonnen, in der Regel am 10. Tag. Verabreicht wurden 0,15 mg/qm Körperoberfläche subkutan zwischen Tag 1 und 13. In Abhängigkeit von den Nebenwirkungen wurde die Dosis vom 14.–20. Tag auf 0,2 mg/qm Körperoberfläche erhöht, und ab dem 21. Tag wurde wiederum in Abhängigkeit von den Nebenwirkungen die Dosis auf 0,25 mg/qm Körperoberfläche gesteigert. Von den 14 Patienten beträgt die Nachbeobachtungszeit für 11 Patienten wenigstens 3 Monate. Bei 3 Patienten mit Lymphknotenmetastasen und/oder Fernmetastasen ergab sich kein Hinweis für eine Tumorprogression während einer Nachbeobachtungszeit zwischen 3 und 8 Monaten. Zwei Patienten zeigten innerhalb von 5 Monaten nach Beginn der Behandlung eine Progredienz ihrer Lungenmetastasen, 6 Patienten verstarben ½ Monat bis zu 9 Monaten nach Beginn der Behandlung.

Neben allgemeinen Nebenwirkungen wie Schwäche, Müdigkeit, Übelkeit wurden kardiovaskuläre, gastrointestinale, hämatologische und hepatische Störungen beobachtet, die zeitweilig eine Unterbrechung der Behandlung erforderlich machten. Nebenwirkungen von seiten der Nierenfunktion und des zentralen Nervensystems, die ebenfalls in der Literatur beschrieben sind, wurden nicht gesehen. Bislang konnte lediglich bei einem Patienten eine partielle Regression erreicht werden (Abb. 1).

In weiteren experimentellen und klinischen Untersuchungen wurde eine Kombinationsbehandlung von Interferonen mit verschiedenen Zytostatika geprüft. Cummings und Mitarbeiter [2] untersuchten die Wirkung einer Kombination von rekombinantem Beta-Interferon mit Vinblastin an in vitro kultivierten Nierenkarzinom-Zellen. Es handelt sich um 3 Experimentansätze. Im 1. Experiment wurden die Zellen zunächst mit Beta-Interferon für 24 Stunden inkubiert und dann zusätzlich für 1 Stunde Vinblastin ausgesetzt. Im 2. Experiment erfolgte eine konkomittierende Behandlung mit Vinblastin und Interferon und im 3. Experiment wurde nach einer Behandlung mit Vinblastin eine weitere Exposition der Zellen gegenüber Beta-Interferon für 24 Stunden durchgeführt. Sieben Tage nach Behandlung wurde der antiproliferative Effekt erfaßt. Aus diesen Experimenten ließ sich der Schluß ziehen, daß durch eine vorhergehende Exposition der Zellen gegenüber dem angewandten rekombinanten Beta-Interferon mit anschließender Vinblastin-Exposition der größte antiproliferative Effekt erreicht wurde. Daß aber auch eine konkomittierende bzw. eine Interferon-Behandlung nach Vinblastin-Exposition die Proliferation der Zellen stärker hemmt als dies durch alleinige Interferonzugabe erreicht werden

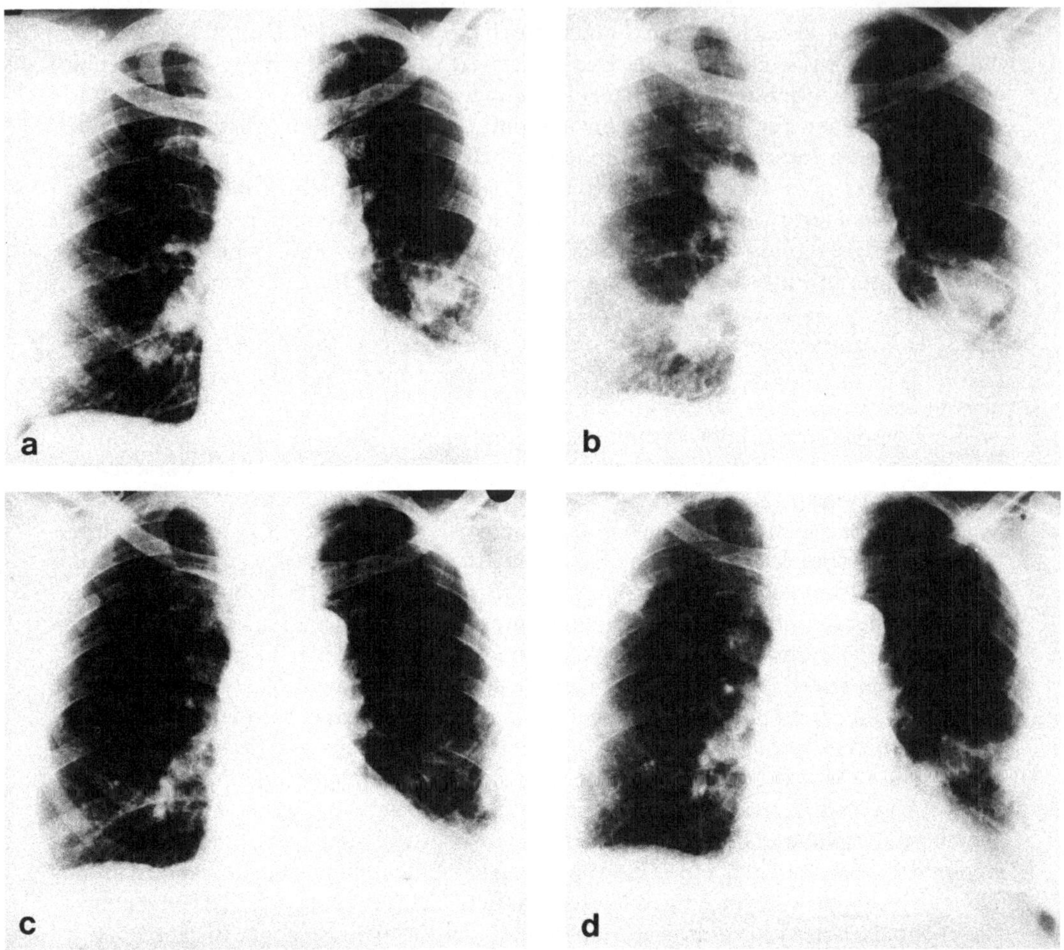

Abb. 1a–d. Röntgenaufnahmen der Thoraxorgane eines Patienten mit metastasiertem Nierenkarzinom (E.M., 70 Jahre): **a** vor Tumornephrektomie (30.9.85), **b** vor Beginn einer Behandlung mit rekombinantem Interferon-Gamma (17.3.86), **c** nach 3monatiger Interferon-Therapie (24.6.86), **d** 5 Monate nach Therapieende

kann. Demgegenüber konnte in klinischen Studien mit Alpha-Interferon in Kombination mit Vinblastin und/oder mit rekombinantem Alpha-2-Interferon und Doxorubicin keine Verbesserung der Ergebnisse im Vergleich zu einer Interferon-Monotherapie erreicht werden [5, 19]. Auffallend war, daß in der ersten Studie Nebenwirkungen signifikant häufiger und ausgeprägter beobachtet wurden.

Zum gegenwärtigen Zeitpunkt läßt sich bei kritischer Analyse der Ergebnisse sagen, daß eine Behandlung mit Interferonen beim fortgeschrittenen Nierenkarzinom für den Patienten keinen Vorteil bringt. Ungeachtet dessen muß aber auch festgestellt werden, daß bei einer großen Zahl von Patienten ein antiproliferativer Effekt eindeutig zu erkennen war. Weshalb die Behandlung nur begrenzt wirksam ist, bleibt zum gegenwärtigen Zeitpunkt unklar. Möglich ist, daß die antiproliferative

Aktivität der verschiedenen Interferone für die häufig große Tumormasse nicht ausreichend ist. Möglicherweise kann über die Bildung von Interferonhybriden deren antitumorale Aktivität signifikant gesteigert werden [8].

In den 70er und 80er Jahren gelang es, 4 Immun-Zell-Populationen zu identifizieren und zu charakterisieren, die in vivo, aber vor allem in vitro eine Lyse von Tumorzellen bewirken können. Neben zytotoxischen T-Zellen handelt es sich um natürliche Killerzellen, Makrophagen und eine Zellpopulation, die als K-Zellen bezeichnet wird. Es gelang schließlich, die Regulationsmechanismen für diese verschiedenen Systeme näher zu beschreiben. Die Aktivität zytotoxischer T-Zellen und natürlicher Killerzellen wird dabei durch ein Zytokin, das als T-Zell-Wachstumsfaktor bezeichnet wurde, moduliert. Dieser T-Zell-Wachstumsfaktor wurde später umbenannt und ist unter dem Namen Interleukin-2 bekannt. Neben dieser Eigenschaft stimuliert Interleukin-2 oder IL-2 die Produktion anderer Zytokine, so des B-Zell-Wachstumsfaktors und die Produktion von Interferonen. Die Analyse der funktionellen Eigenschaften von Interleukin-2 ergab, daß es mononukleäre Zellen aktiviert, die frische, nicht kultivierte Tumorzellen zu lysieren vermögen. Diese Zellen werden als lymphokin-aktivierte Killerzellen oder LAK-Zellen bezeichnet. Neben dieser Eigenschaft zeichnen sich diese Zellen durch bestimmte Charakteristika aus: Die Bildung von LAK-Zellen erfolgt innerhalb von 2–3 Tagen nach Inkubation mit Interleukin-2. Die Kinetik der Generierung unterscheidet sich von der der zytotoxischen T-Zellen. Interferone sind nicht der primäre Stimulus der LAK-Zellen. Sie haften nicht an Plastikoberflächen oder Nylonwolle an, wie dies bei Makrophagen und B-Zellen beobachtet wird. Im Gegensatz zu den natürlichen Killerzellen finden sie sich in mononukleären Zellpopulationen, die aus dem Ductus thoracicus gewonnen werden. Die Generierung von LAK-Zellen mit Interleukin-2 ist radiosensitiv. Obwohl sich die Kinetik der LAK-Zellbildung von der der zytotoxischen T-Zellen unterscheidet, exprimieren sie an der Zelloberfläche Marker, wie Okt-3 und Leu-1, die auch an T-Zellen zu finden sind. Die Möglichkeit, daß es sich bei LAK-Zellen um Vorläufer reifer T-Zellen handelt, konnte ausgeschlossen werden. Dafür spricht auch, daß die zytotoxische Aktivität von LAK-Zellen nicht HLA-restringiert ist, wie dies für T-Zellen zutrifft. Das bedeutet: Die Lysis einer Tumorzelle durch eine T-Zelle verlangt, daß an der Tumorzelle und an der T-Zelle gleichermaßen wenigstens eine antigene Terminante des Haupthistokompatibilitätslokus exprimiert ist. In Zusammenhang mit der klinischen Bedeutung dieser Zellen erscheinen 2 Aspekte besonders erwähnenswert:

1. LAK-Zellen verlangen offensichtlich nicht die Expression eines tumorspezifischen Antigens auf Nierenkarzinomzellen, das bislang auch mit sehr sensitiven Techniken mit monoklonalen Antikörpern nicht identifiziert werden konnte und
2. verfügen LAK-Zellen über Eigenschaften, die eine Lyse von frischen Tumorzellen bewirken, die gegenüber natürlichen Killerzellen resistent sind.

Abbildung 2 zeigt das Prinzip einer Behandlung mit LAK-Zellen und Interleukin-2, wie sie klinisch von Rosenberg und Mitarbeitern erprobt wird [27]. LAK-Zellen werden aus isolierten peripheren mononukleären Zellen gebildet, die durch Leukozytophorese vom Patienten gewonnen werden. Nach entsprechender Anreicherung der mononukleären Zellen erfolgt die Aktivierung der LAK-Zellen durch in vitro Inkubation mit Interleukin-2 für 3–4 Tage. Danach werden die Zellen am 5., 6. und 8. Tag reinfundiert, wobei gleichzeitig rekombinantes Interleukin-2

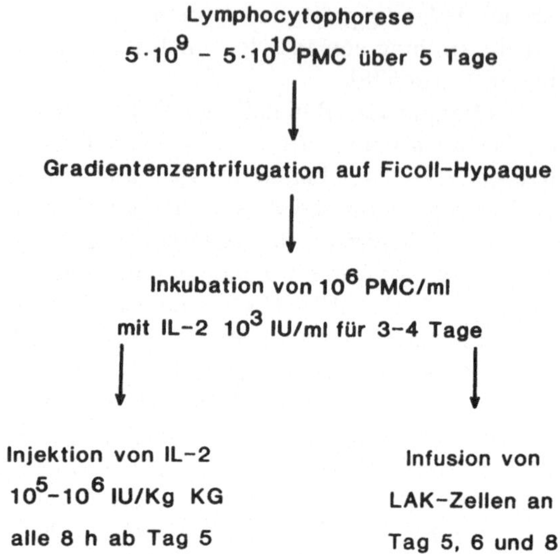

Abb. 2. Schematische Darstellung eines Behandlungsprotokolls mit Interleukin 2 und LAK-Zellen

durch Infusion verabreicht wird. Rosenberg und Mitarbeiter haben über ihre Erfahrungen mit dieser technisch aufwendigen Therapie bei 36 Patienten mit metastasiertem Nierenkarzinom berichtet. 21 Patienten erhielten eine Interleukin-2 Monotherapie. In der Gruppe der Patienten mit einer Kombination von IL-2 und LAK-Zellen wurden 4 komplette und 8 partielle Regressionen beobachtet. Bei 7 Patienten war ein geringes Ansprechen der Metastasen auf diese Behandlung nachweisbar. In der Gruppe der Patienten mit Monotherapie war nur eine komplette und eine partielle Regression zu beobachten. Die 5 Patienten, die nach einer Kombinationsbehandlung mit LAK-Zellen und IL-2 bzw. nach IL-2 Monotherapie eine komplette Regression zeigten, wiesen diese bereits nach dem ersten Behandlungskurs auf. Die bisherigen klinischen Erfahrungen lassen den Eindruck entstehen, daß die Kombinationstherapie in bezug auf die Effektivität der IL-2 Monotherapie überlegen ist. Die unterschiedliche Anzahl von kompletten und partiellen Regressionen in beiden Behandlungsarmen kann aber auch auf verschiedene Faktoren wie nicht vergleichbare Tumormassen, Unterschiede im Performance-Status der Patienten oder der Lokalisation der Metastasen zurückzuführen sein. Es bleibt deshalb zum gegenwärtigen Zeitpunkt unklar, ob die zusätzliche Verabreichung von LAK-Zellen häufiger zu einem Behandlungserfolg führt. Randomisierte klinische Prüfungen, die gegenwärtig durchgeführt werden, sollen diese Frage beantworten. Sollte sich die vermutete Bedeutung der LAK-Zellen darin bestätigen, wäre damit zum erstenmal ein Therapiekonzept verwirklicht, das auf einer erfolgreichen zellulären Immunmanipulation beruht. Der therapeutische Effekt ist mit ausgeprägten Nebenwirkungen verbunden, die vor allem durch die Interleukin-Medikation ausgelöst werden, während die Verabreichung von LAK-Zellen offenbar mit leichteren Nebenwirkungen verbunden ist. Die Vielzahl schwerwiegender Komplikationen, wie Oligurie, Natriumretention, interstitielles Lungenödem, neuropsychiatrische Symptome, wie Somnolenz und Desorientierung des Patienten, Hypotonie, vorübergehende Arrhythmien und Bradykardie, sowie Myokardischämien sind auf eine IL-2 induzierte erhöhte Gefäßpermeabilität bei gleichzeitiger Verminderung des systemischen Gefäßwiderstandes zurückzuführen. Diese schweren Nebenwirkungen scheinen durch eine IL-2 Therapie in Form einer Dauerfusion mit steigender Dosierung an Stelle einer Bolus-Injektion reduzierbar, ohne daß die antineoplastische Wirkung dadurch beeinflußt wird [31].

Die Sensitisierung des Patienten mit eigenen modifizierten Tumorzellen oder mit Tumorextrakten in Kombination mit Adjuvantien wurde seit den 70iger Jahren von mehreren Arbeitsgruppen versucht. Dieses Konzept beruht auf der Annahme, daß Tumorzellen von Nierenkarzinomen spezifische antigene Eigenschaften an der Tumorzelloberfläche ausbilden, die dazu verwendet werden können, eine spezifische Immunreaktion zu stimulieren. Tykkae und Tallberg verwenden hierzu ein unlösliches Polymerisat antigener Tumorpartikel, die durch Behandlung des Tumors mit Ethylchlorformiat gebildet werden [29]. Die Präparationen werden intrakutan verabreicht. 71 Patienten mit fortgeschrittenen Nierenkarzinomen wurden dieser aktivspezifischen Immuntherapie unterzogen und in bezug auf die Überlebensrate mit 56 nicht-randomisierten Patienten, die lediglich einer Tumornephrektomie unterzogen wurden, verglichen. Die Überlebensrate war statistisch signifikant besser in der Gruppe der Patienten mit adjuvanter Immuntherapie. 14 komplette Remissionen und 5 partielle Regressionen von Lungenmetastasen wurden bei 21 Patienten beobachtet, die ausschließlich eine Metastasierung in den Lungen aufwiesen. Neidhart und Mitarbeiter sowie Fowler konnten diese Beobachtungen nicht bestätigen [6, 21]. Unter Anwendung der gleichen Methode für die Präparation wurde nur bei 3 von 23 Patienten ein geringfügiges Ansprechen der Metastasen nachgewiesen. Die Gründe für die unterschiedliche Effektivität in den drei Protokollen ist unklar, mag aber teilweise auf eine unterschiedliche Selektion der Patienten sowohl in bezug auf die Tumormasse als auch auf den Performance-Status zurückzuführen sein. Schärfe und Mitarbeiter [28] verwendeten Einzelzell-Suspensionen des entfernten Tumors, die anschließend durch Bestrahlung inaktiviert werden und in Kombination mit Candida-Antigen als Adjuvans dem Patienten verabreicht werden. Komplette Regressionen von metastatischen Läsionen in 9 von 53 Patienten und partielle Regressionen in 18 dieser 53 Patienten wurden in diesen Untersuchungen beobachtet. Diese Ergebnisse liegen zwischen den Beobachtungen von Fowler und denen von Tallberg und Mitarbeitern. Zur aktiv-spezifischen Immuntherapie läßt sich ebenfalls feststellen, daß kontrollierte, klinische Studien erforderlich sind, um den wirklichen Wert dieser Behandlungsform bestimmen zu können.

Der Vollständigkeit halber seien noch 2 Behandlungskonzepte erwähnt, über deren therapeutischen Wert zum gegenwärtigen Zeitpunkt noch keine eindeutige Stellungnahme abgegeben werden kann.

Beim Tumornekrose-Faktor (TNF) handelt es sich um ein Molekül, das sehr ähnlich dem Lymphotoxin ist und das durch eine Anzahl von Zellinien des hämatopoetischen Systems, im besonderen durch die Lymphoblastoid-Zellinie Luk 2 gebildet wird. TNF weist eine ausgeprägte nekrotisierende und zytotoxische Aktivität auf, die einen starken synergistischen Effekt mit verschiedenen Typen von Interferonen zeigt.

Heicappell und Fidler haben die Wirkungen von TNF an verschiedenen Klonen eines xenotransplantierten, menschlichen Nierenzellkarzinoms untersucht, die ganz unterschiedliche metastatische Aktivitäten [7] aufwiesen. Aus diesem Karzinom konnten Zellklone separiert werden, die ausschließlich entweder in die Lymphknoten oder in die Lunge metastasierten. Daneben wurde auch ein Klon produziert, der keine Metastasen bildet. Mit Hilfe dieser Unterformen ein und desselben Tumors läßt sich zeigen, daß die Wirkung von TNF sehr heterogen ist, während Zellen aus Lymphknotenmetastasen zu einem hohen Prozentsatz durch TNF lysiert werden, erweisen sich die Zellen von Tumoren, die nur subkutan wachsen, als sehr resistent gegenüber dem Tumornekrosefaktor. Der klinische Wert einer TNF-Therapie mit und ohne Interferone läßt sich zum gegenwärtigen Zeitpunkt nicht beurteilen, da nur wenige Patienten zur Evaluierung der Nebenwirkungen bislang behandelt wurden.

Schließlich sind noch Therapieansätze mit Thymus-Extrakten zu erwähnen, auf die in der Praxis in ausweglosen Situationen häufig zurückgegriffen wird. Versucht man dieses therapeutische Vorgehen durch entsprechende klinische Studien zu belegen, sieht man sich vor große Schwierigkeiten gestellt. Es gibt experimentelle Untersuchungen, die eindeutig belegen, daß Thymus-Extrakte biologisch Aktivitäten aufweisen. Neben der Alpha-1-Fraktion wurde aber lediglich die Thymosin-Fraktion 5 (TF-5) klinisch getestet. Dimitrov und Mitarbeiter [4] behandelten damit 19 Patienten mit metastasierten Nierenzellkarzinomen. TF-5 wurde in einer Dosis von 100 mg/qm Körperoberfläche subkutan für 5 Tage während 3 Wochen verabreicht. Nach dieser Induktionsphase folgte eine Erhaltungstherapie 2mal wöchentlich bis zum Auftreten einer Tumorprogression. 15 von 19 Patienten konnten evaluiert werden, keiner der Patienten entwickelte eine Tumorregression. Nur 2 Patienten zeigten einen Wachstumsstillstand während 32 bzw. 44 Wochen der Behandlung.

Dieser Überblick über mögliche immunologische Therapieansätze beim metastasierten Nierenkarzinom läßt eine Vielzahl von Fragen offen, da die Effektivität für keines der erwähnten Behandlungskonzepte als gesichert angesehen werden kann. Dafür gibt es mehrere Gründe:

Es ist zu bedenken, daß Tumoren nicht eine homogene Zellpopulation darstellen, die Zellen, aus denen diese Tumoren sich zusammensetzen, ganz unterschiedliche biologische Eigenschaften besitzen und das Micro-Environment in ein- und demselben Tumor in verschiedenen Abschnitten ganz unterschiedlich sein kann. Trotz zunehmendem Verständnis des komplexen Systems, das biologisch vermittelten antitumoralen Reaktionen zugrunde liegt, sind wesentliche Zusammenhänge bislang nicht geklärt. Die Tatsache aber, daß mit verschiedenen biologischen Response-Modifikatoren antitumorale Reaktionen ausgelöst werden konnten, bestätigt die Vermutung, daß den Wechselbeziehungen zwischen Tumor und Immunsystem eine wesentliche Bedeutung in der klinischen Manifestation einer malignen Erkrankung zukommt.

Literatur

1. Askonas BA, Rhodes JM (1965) Immunogenicity of antigen-containing ribonucleic acid preparations from macrophages. Nature 205:470–474
2. Cummings KB, Schmidt SM, Bryan GT, Borden EC (1986) Antiproliferative activity of recombinant interferon alpha and beta for human renal carcinoma cells: Supra-additive activity with elevated temperature or vinblastine. World J Urol 3:230–233
3. DeKernion JB, Sarna G, Figlin R, Lindner A, Smith RB (1983) The treatment of renal cell carcinoma with human leukocyte alpha-interferon. J Urol 130:1063–1066
4. Dimitrov NV, Arnold D, Munson J, Singh T, Borst J, Stott P (1985) Phase II study of thymosin fraction 5 in the treatment of metastatic renal cell carcinoma. Cancer Treat Rep 69:137–138
5. Figlin RA, DeKernion JB, Maldazys J, Sarna G (1985) Treatment of renal cell carcinoma with alpha (human leukocyte) interferon and vinblastine in combination: a phase I–II trial. Cancer Treat Rep 69:263–267
6. Fowler JE (1986) Failure of immunotherapy for metastatic renal cell carcinoma. J Urol 135: 22–25
7. Heicappell R, Naito S, Ichinose Y, Creasey AA, Lin LS, Fidler IJ (1987) Cytostatic and cytolytic effects of human recombinant tumor necrosis factor on human renal cell carcinoma cell lines derived from a single surgical specimen. J Immunol 138:1634–1640
8. Heicappell R, Grütter MG, Fidler IJ (im Druck) Selective antitumor activity of new human recombinant interferon alpha B/D hybrids is associated with specific binding to susceptible neoplastic cells. J Clin Oncol
9. Kempf RA, Grunberg SM, Daniels JR, Skinner DG, Venturi CL, Spiegel R, Neri R, Greiner JM, Rudnick S, Mitchell MS (1986) Recombinant interferon alpha-2 (Intron A) in a phase II study of renal cell carcinoma. J Biol Resp Modif 5:27–35
10. Kimura K (1984) A cooperative Phase I–II study of HLBI in patients with malignant tumors. Jpn J Cancer Chemother 11:1326–1331
11. Kirkwood JM, Harris JE, Vera R, Sandler S, Fischer DS, Khandekar J, Emstoff MS, Gordon L, Lutes R, Bonomi P, Lytton B, Cobleigh M, Taylor SJ (1983) A randomized study of low and high doses of leukocyte alpha-interferon in metastatic renal cell carcinoma: The American Cancer Society Collaborative Trial. Cancer Res 45:863–871
12. Krown SE, Einzig AI, Abramson JD, Oettgen HF (1983) Treatment of advanced renal cell cancer (RCC) with recombinant leukocyte A interferon (rIFN-alphaA). Proc Am Soc Clin Oncol 2:58
13. Mannick JA, Egdahl RH (1962) Ribonucleic acid in "transformation" of lymphoid cells. Science 137:976–978
14. Marumo K, Murai M, Hagakawa M (1984) Human lymphoblastoid interferon therapy for advanced renal cell carcinoma. Urology 24:567–571
15. Montie JE, Bukowski R, Deodhar S, Hewlett J, Stewart B, Straffon R (1977) Immunotherapy of disseminated renal cell carcinoma with transfer factor. J Urol 117:553–554
16. Morales A, Wilson JL, Pater JL, Loeb M (1982) Cytoreductive surgery and systemic Bacillus Calmette-Guerin therapy in metastatic renal cancer: A phase II trial. J Urol 127:230–235
17. Muss HB, Caponera M, Cooper MR (1984) A phase II trial of recombinant alpha-2 interferon in renal cell carcinoma. Proc Am Assoc Cancer Res 25:31
18. Muss HB, Welander C, Caponera M, Reavis K, Cruz JM, Cooper MR, Jackson DV, Richard F, Stuart JJ, Spurr CL, White DR, Zekan PJ, Capizzi RL (1985) Interferon and Doxorubicin in renal cell carcinoma. Cancer Treat Rep 69:721–722
19. Neidhart JA (1984) Interferon-alpha therapy of renal cancer. Cancer Res 44:4140–4143
20. Neidhart JA, Murphy SG, Henic LA, Wise HA (1980) Active specific immunotherapy of stage IV renal carcinoma with aggregated tumor antigen adjuvant. Cancer 46:1128–1134
21. Otto U, Huland H, Denkhaus H, Klosterhalfen H (1986) Therapie mit rekombinantem Alpha-2- oder rekombinantem Gamma-Interferon bei Patienten mit metastasierendem Nierenkarzinom. Verhandlungsbericht der Deutschen Gesellschaft für Urologie, 37. Tagung. Thieme, Stuttgart New York, S 152–153
22. Quesada JR, Swanson DA, Trinodade A, Gutterman JK (1983) Renal cell carcinoma: antitumor effects of leucocyte interferon. Cancer Res 43:940–947

23. Ramming K, DeKernion JB (1977) Immune RNA therapy for renal cell carcinoma: Survival and immunologic monitoring. Ann Surg 186:459–467
24. Richie JP, Steele GD, Wilson RE, Ervin T, Wang BS, Mannick JA (1984) Current treatment of metastatic renal cell carcinoma with xenogeneic immune ribonucleic acid. J Urol 131:236–238
25. Rinehart J, Malspeis L, Young D, Neidhart J (1986) Phase I/II trial of human recombinant β-interferon serine in patients with renal cell carcinoma. Cancer Res 46:5364–5367
26. Rosenberg SA, Lotze MT, Muul LM, Chang AE, Avis FP, Leitman S, Linehan WM, Robertson CN, Lee RE, Rubin JT, Seipp CA, Simpson CG, White DE (1987) A progress report on the treatment of 157 patients with advanced cancer using lymphokine-activated killer cells and interleukin-2 or high-dose interleukin-2 alone. N Engl J Med 316:889–897
27. Schärfe T, Becht E, Klippel KF, Jacobi GH, Hohenfellner R (1986) Active immunotherapy of stage IV renal cell cancer using autologous tumor cells. World J Urol 3:245–248
28. Tallberg T, Tykkä H, Mahlberg K, Halttunen P, Lehtonen T, Kalima T, Sarna S (1985) Active specific immunotherapy with supportive measures in the treatment of palliatively nephrectomized renal adenocarcinoma patients. A thirteen-year follow-up study. Eur Urol 11:233–243
29. Vugrin D, Hood L, Taylor W, Laszlo J (1984) Two trials of lymphoblastoid alpha-interferon (IFN) in patients with advanced renal carcinoma. Proc Am Soc Clin Oncol 3:153
30. West WH, Tauer KW, Yannelli JR, Marshal GD, Orr DW, Thurman GB, Oldham RK (1987) Constant infusion recombinant interleukin-2 in adoptive immunotherapy of advanced cancer. N Engl J Med 316:898–905
31. White RG (1974) Workshop report. In: Brent L, Holborow J (eds) Progress in Immunology II. North Holland, Amsterdam, p 385

Stellenwert der Strahlentherapie in der Behandlung des Nierenkarzinoms

R. Rohloff, M. Lang und J. Lissner[1]

Bei der Indikationsstellung zur Strahlentherapie beim Nierenkarzinom muß zwischen der allgemein unbestrittenen palliativen Behandlung von Metastasen und der nach wie vor umstrittenen adjuvanten Strahlentherapie im Rahmen der Primärtherapie unterschieden werden. Zunächst soll an einigen Beispielen die Wirksamkeit der Strahlentherapie bei der Metastasenbehandlung demonstriert und dann an Hand der eigenen Erfahrungen zum Problem der adjuvanten Strahlentherapie Stellung genommen werden.

Palliative Strahlentherapie bei Metastasen

Die Behandlung von Hypernephrommetastasen ist eine wichtige Aufgabe, weil Patienten im metastasierten Stadium teilweise noch viele Jahre überleben können und die erfolgreiche Behandlung von Metastasen zu einem jahrelangen beschwerdefreien Intervall führen kann. Bei der Metastasentherapie wird immer zunächst die Möglichkeit einer operativen Behandlung geprüft werden. Bei vielen Patienten ist jedoch eine chirurgische Behandlung entweder nicht möglich oder nicht sinnvoll, so daß dann der Einsatz einer palliativen Strahlentherapie erwogen werden muß.

Besonders häufig ist die Behandlung von Knochenmetastasen, bei der bei Patienten mit einer Lebenserwartung von mehr als 6 Monaten üben den analgetischen Effekt hinaus eine dauerhafte Konsolidierung durch Applikation einer hohen Dosis $\geq$ 50 Gy angestrebt werden sollte. In Abb. 1a, b wird der Effekt der Strahlenbehandlung bei einem Patienten gezeigt, bei dem es 3 Jahre nach operativer Versorgung einer pathologischen Oberarmfraktur rechts zu einem Rezidiv mit Destruktion des Humeruskopfes gekommen war. Nach einer Bestrahlung 1978 mit 50 Gy konnte eine Rekalzifizierung mit einem beschwerdefreien Intervall über 5 Jahre erreicht werden, bis 1983 eine erneute Progression eintrat.

Bei multiplen Hirnmetastasen ist die Strahlentherapie die einzig wirksame Behandlungsform, mit der sich manchmal Remissionen bis zu einer Dauer von über 1 Jahr erreichen lassen. Abbildung 2 zeigt CT-Bilder eines Patienten mit mehreren Herden und ausgeprägtem Begleitödem, bei dem es nach einer Ganzhirnbestrahlung mit 50 Gy zu einer kompletten Remission kam, die mehr als ein Jahr bei voller geistiger Leistungsfähigkeit angehalten hat. Ähnliche Beobachtungen wurden auch von anderen Autoren mitgeteilt [1, 11].

Diese Beispiele sollen demonstrieren, daß sich das Nierenkarzinom im Hinblick auf die Strahlensensibilität kaum von anderen mäßig strahlenempfindlichen epi-

[1] Klinik und Poliklinik für Radiologie der Universität, Abteilung Strahlentherapie, Klinikum Großhadern, Marchioninistr. 15, D-8000 München 70

Das Nierenkarzinom. Hrsg. v. G. Staehler

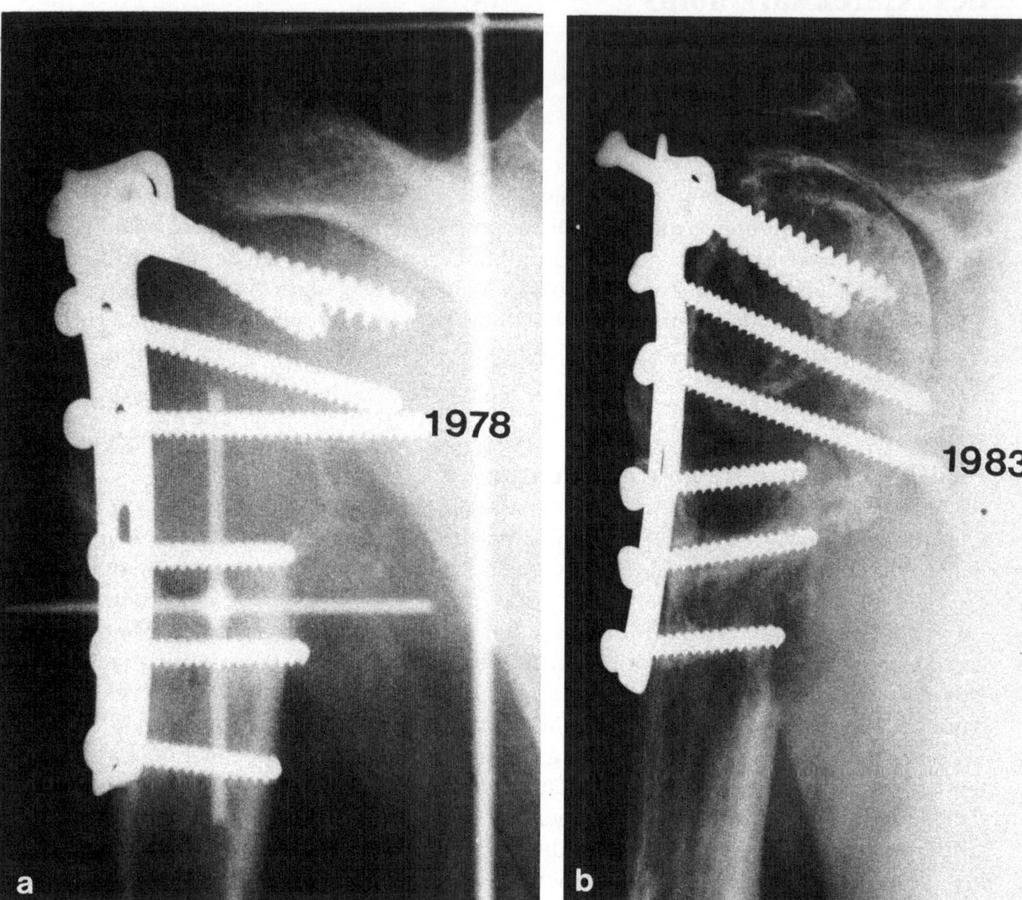

Abb. 1a, b. Verlauf nach Rezidivbestrahlung einer 1975 operierten Hypernephrommetastase im Bereich des rechten Humeruskopfes im Jahre 1978 mit 50 Gy HD. **a** Ausgangsbefund 1978, **b** Befund bei erneuter Progression 1983

thelialen Tumoren unterscheidet. Daher gelten für den adjuvanten Einsatz der Strahlentherapie ähnliche Überlegungen wie bei anderen Tumoren auch.

Adjuvante Strahlentherapie

Aufgabe jeder adjuvanten Strahlentherapie ist zunächst die Senkung der Lokalrezidivrate, die mit einer präoperativen Vorbestrahlung, mit einer postoperativen Nachbestrahlung und mit einer Kombination beider Methoden versucht werden kann. Eine präoperative Vorbestrahlung dient darüber hinaus zwei weiteren Zielsetzungen:

a) Mit einer *Langzeitvorbestrahlung* und einer hohen Dosis von $\geqq 50$ Gy kann versucht werden, bei lokal sehr fortgeschrittenen Tumoren eine sonst nicht gegebene Operabilität herbeizuführen.

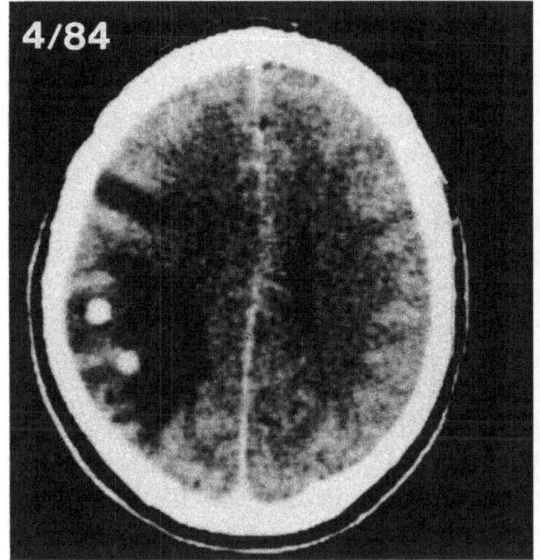

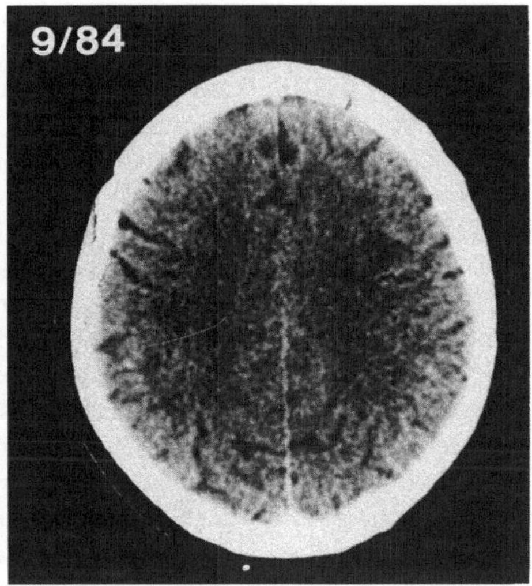

Abb. 2. Komplette Remission von multiplen Hirnmetastasen eines Hypernephroms 5 Monate nach einer Ganzhirnbestrahlung mit 50 Gy HD

b) Wenn die Annahme zutreffen sollte, daß durch das Trauma der Operation eine vorher noch nicht erfolgte Metastasierung erst provoziert werden kann, könnte eine präoperative Vorbestrahlung durch die Inaktivierung von Tumoranteilen auch einen Einfluß auf die metachrone Fernmetastasierungsrate entfalten. Diesem Ziel können eine Langzeitvorbestrahlung und eine *Kurzzeitvorbestrahlung* dienen [5].

Methoden und Patientengut

1970 wurde in München mit dieser Zielsetzung eine Studie zur adjuvanten Strahlentherapie beim Nierenkarzinom begonnen, bei der eine Kurzzeitvorbestrahlung (3–4 × 4 Gy in 2 Tagen) mit einer Nachbestrahlung (34–44 Gy in 4–5 Wochen) kombiniert wurde. Seit 1973 wurden jedoch zunehmend differenziertere Tumoren G1/G2 im Robsonstadium I (pT1/pT2pNopVo) von der Nachbestrahlung ausgenommen.

Experimentell konnte durch Lieven, Trott u. Sintermann [8] nachgewiesen werden, daß durch eine Kurzzeitvorbestrahlung dieser Art die Zahl proliferationsfähiger Tumorzellen sehr stark herabgesetzt werden kann. Über die klinischen Behandlungsergebnisse der mit adjuvanter prä- und postoperativer Strahlentherapie behandelten Patienten wurde schon mehrfach berichtet [7, 13].

Inzwischen haben sich die Zahl der behandelten Patienten und die mittlere Beobachtungsdauer wesentlich erhöht. Bis Ende 1982 wurden $n = 293$ Patienten mit einer präoperativen Kurzzeitvorbestrahlung behandelt, von denen 141 auch nachbestrahlt wurden. Dabei handelt es sich ausschließlich um Patienten ohne manifeste Fernmetastasen im Rahmen eines kurativen Behandlungskonzeptes, die bis auf wenige Ausnahmen in der Urologischen Universitätsklinik München (Direktor: Prof. Dr. med. E. Schmiedt) operiert wurden. Die Patienten machen knapp die Hälfte des Krankengutes der Urologischen Klinik mit in kurativer Absicht behandelten Nierenkarzinomen aus, wobei allerdings der Anteil der vorbestrahlten Patienten in den einzelnen Beobachtungsjahren sehr wechselte. Bedingt durch den Umzug der Urologischen Klinik ins Klinikum Großhadern schon 1978, dem erst 1980 die Eröffnung der Strahlenabteilung folgte, wurden 1978–1980 nur wenige Patienten, dagegen 1981 und 1982 fast alle Patienten vorbestrahlt. Anfang 1983 wurde die präoperative Kurzzeitvorbestrahlung aufgegeben.

Das Schicksal der kurzzeitvorbestrahlten Patienten konnte retrospektiv fast lückenlos im Hinblick auf Todesursachen, Lokalrezidivrate und Metastasierungsmuster aufgeklärt werden. Am Stichtag der Auswertung, dem 31.12.1984, waren alle Patienten mindestens 2 Jahre nachbeobachtet.

Mit Hilfe der statistischen Trendberechnung nach Kaplan u. Meier [6] wurden Überlebenswahrscheinlichkeiten für das rohe Überleben und für das rezidivfreie Überleben ermittelt. (Bei der Berechnung der rezidivfreien Überlebenswahrscheinlichkeiten werden tumorfrei aus anderen Ursachen verstorbene Patienten zum Zeitpunkt ihres Todes zensiert, während Patienten mit Tumorrezidiven schon zum Zeitpunkt des Rezidives als gestorben gewertet werden.)

Das Alter der Patienten (173 Männer und 120 Frauen) lag zwischen 26 und 80 Jahren mit einem Medianwert von 60 Jahren. Die echten oder zensierten Überlebenszeiten schwankten zwischen 1 und 168 Monaten mit einem Medianwert von 37 Monaten.

Nur 6 der 293 Patienten hatten eine lumbale Nephrektomie erhalten, während 287 einer radikalen Nephrektomie (61 thorakoabdominal und 226 transperitonael) unterzogen worden waren.

Ergebnisse

Für das Gesamtkrankengut können die Überlebenswahrscheinlichkeiten für das rohe und für das rezidivfreie Überleben nach 5 und 10 Jahren angegeben werden. Sie liegen für das rohe Überleben nach 5 Jahren bei $p(5) = 58{,}8 \pm 3{,}2\%$ (94 Patienten at risk) und nach 10 Jahren bei $p(10) = 37{,}3 \pm 5{,}4\%$ (25 Patienten at risk). Eine Aussage über die tumorbedingte Sterblichkeit lassen allerdings bei einem Krankengut mit einem medianen Alter von 60 Jahren nur die rezidivfreien Überlebenswahrscheinlichkeiten zu, die nach 5 Jahren $p''(5) = 61{,}4 \pm 3\%$ (90 Patienten at risk) und nach 10 Jahren $p''(10) = 55{,}6 \pm 4{,}6\%$ (24 Patienten at risk) betragen. Wegen der Zensierung nicht tumorbedingter Todesfälle liegen die rezidivfreien Überlebenswahrscheinlichkeiten nach mehr als 5 Jahren über den rohen Überlebenswahrscheinlichkeiten. Die peri-operativen Todesfälle sind in den Überlebenswahrscheinlichkeiten enthalten. Insgesamt sind 19 der 293 Patienten intraoperativ oder postoperativ im ersten Monat danach verstorben (6,5%).

Für die weitere Analyse der Ergebnisse in Hinblick auf die Prognosefaktoren: Tumorstadium, Lymphknotenbefall und Differenzierungsgrad werden nur noch die rezidivfreien Überlebenswahrscheinlichkeiten herangezogen.

Der Stadieneinteilung wurden die pathologisch-histologischen Befunde der Operationspräparate zugrundegelegt, wobei die Stadieneinteilung nach Robson [12] insofern modifiziert wurde, als T4-Tumoren zum Stadium II, III und nicht zum Stadium IV gerechnet wurden. Der Anteil früher Stadien war mit 157 Patienten im Robsonstadium I (53,5%) hoch; 40 Patienten (13,6%) gehörten dem Robsonsta-

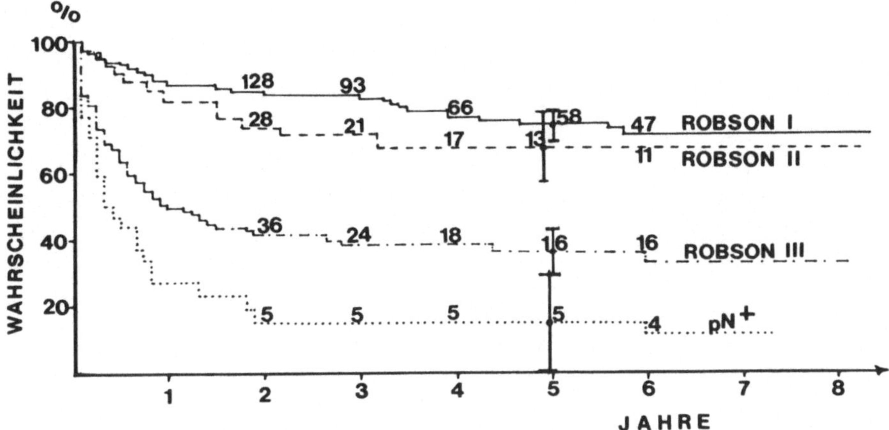

Abb. 3. Rezidivfreie, für nicht tumorbedingte Todesfälle korrigierte Überlebenswahrscheinlichkeiten in Abhängigkeit vom Tumorstadium nach Robson für $n = 293$ von 1970 bis 1982 mit einer präoperativen Kurzzeitvorbestrahlung behandelte Patienten mit Adenokarzinomen der Niere

dium II, 96 Patienten (32,7%) dem Robsonstadium III an. Bei 34 Patienten lag ein Befall der regionalen Lymphknoten (pN+!) vor.

In Abb. 3 sind die rezidivfreien, für nicht tumorbedingte Todesfälle korrigierten Überlebenswahrscheinlichkeiten für die Robsonstadien I–III und für pN+ dargestellt. Die jeweiligen „number at risk" zu den einzelnen Beobachtungsjahren sind über den Kurven eingetragen. Nach 5 Jahren betragen die Überlebenswahrscheinlichkeiten:

74,9 ± 4,2% (58 Patienten at risk) im Stadium Robson I
71,6 ± 9,0% (13 Patienten at risk) im Stadium Robson II
35,6 ± 7,1% (16 Patienten at risk) im Stadium Robson III

Bei Befall der regionalen Lymphknoten (pN+!) ist die Prognose besonders schlecht. Nur 4 von 34 Patienten haben rezidivfrei 5 Jahre überlebt, entsprechend einer 5-Jahres-Überlebenswahrscheinlichkeit von 15,3 ± 14%.

Für die Beurteilung der Therapieergebnisse sind neben den rezidivfreien Überlebenswahrscheinlichkeiten auch die Häufigkeit von Lokalrezidiven und die Fernmetastasierungsrate von Bedeutung.

Nur bei 4 der 293 Patienten (1,4%) traten Lokalrezidive auf.

Metachrone Fernmetastasen wurden bei 76 von 274 Patienten beobachtet, die mehr als 1 Monat postoperativ überlebten, was einer Fernmetastasierungsrate von 27,7% entspricht (44% Lungenmetastasen, 17,4% Skelettmetastasen, 12% Gehirnmetastasen, 3,5% andere, 22,7% kombinierte Metastasen).

Die Häufigkeit der Fernmetastasen bei den einzelnen Tumorstadien und ihr zeitliches Auftreten werden in Abb. 4 veranschaulicht. Die Fernmetastasierungswahrscheinlichkeit steigt von 18% im Robsonstadium I auf 46% im Robsonstadium III an und beträgt bei Patienten mit Lymphknotenbefall 64%. Nach 6 Monaten waren 37%, nach 1 Jahr 63% und nach 2 Jahren bereits 82% der Fernmetastasen manifest

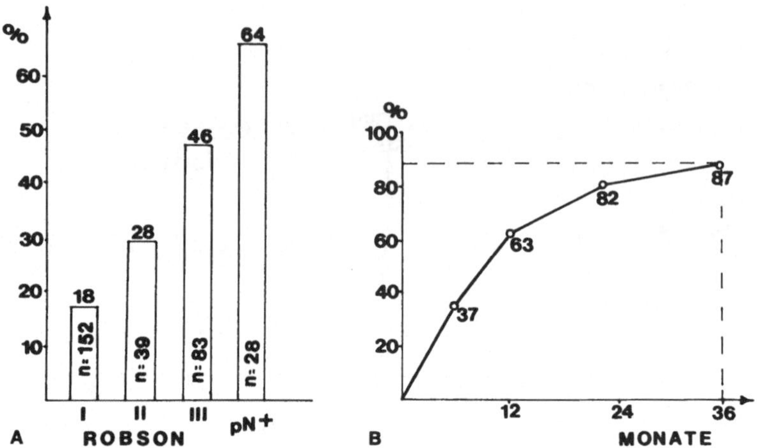

Abb. 4. A Häufigkeit von Fernmetastasen in Abhängigkeit vom Tumorstadium nach Robson und **B** zeitliches Auftreten derselben nach präoperativer Kurzzeitvorbestrahlung von 293 Patienten mit Nierenkarzinomen

Tabelle 1. Rezidivfreie 5-Jahres-Überlebenswahrscheinlichkeiten für die Tumorstadien Robson I und III in Abhängigkeit vom Differenzierungsgrad

	G1	G2	G3
Robson I	76,5%	73,0%	75,4%
Robson III	51,8%	35,5%	27,0%

geworden. Spätmetastasen nach 3 Jahren wurden nur bei 13% beobachtet, wobei in einem Fall noch nach 111 Monaten eine Schilddrüsenmetastasierung auftrat.

Der Differenzierungsgrad hatte im eigenen Krankengut nur einen geringen Einfluß auf die Prognose. In Tabelle 1 sind die 5-Jahres-Überlebenswahrscheinlichkeiten für die Robsonstadien I und III bei Aufgliederung nach dem Differenzierungsgrad G1/G2/G3 zusammengestellt. Im Stadium I ist keinerlei Einfluß des Differenzierungsgrades erkennbar, während im Stadium III die hochdifferenzierten G1-Tumoren eine bessere Prognose aufweisen.

Da kein direkter Vergleich mit nur operativ behandelten Patienten der Urologischen Klinik vorliegt, ist eine eindeutige Aussage über den Einfluß der adjuvanten Strahlentherapie auf die Behandlungsergebnisse nicht möglich.

Das eigene Krankengut erlaubt jedoch den Versuch einer Aussage zum Wert der postoperativen Nachbestrahlung nach einer vorausgegangenen präoperativen Kurzzeitvorbestrahlung.

Insgesamt wurden 141 Patienten nachbestrahlt und 152 Patienten nicht nachbestrahlt. Dabei liegt eine Selektion in zweifacher Weise vor: Einerseits wurden Patienten im Robsonstadium I seit 1973 beim Differenzierungsgrad G1/G2 zunehmend von der Nachbestrahlung ausgenommen, andererseits entfiel die Nachbestrahlung bei den intra- und postoperativ verstorbenen Patienten. Da aber der Differenzie-

Tabelle 2. Rezidivfreie 5-Jahres-Überlebenswahrscheinlichkeiten bei Patienten mit und ohne Nachbestrahlung in den Stadien Robson I und Robson II, III (ohne perioperativ verstorbene Patienten)

	Ohne Nachbestrahlung	Mit Nachbestrahlung
Robson I	80,6 ± 6,7% ($n = 92$)	70,9 ± 6,7% ($n = 60$)
Robson II, III	51,5 ± 11,1% ($n = 41$)	50,3 ± 6,5% ($n = 81$)

rungsgrad im Robsonstadium I – wie gerade gezeigt – kaum einen Einfluß auf die Prognose hat und die Selektion als Folge der perioperativen Mortalität dadurch ausgeschaltet werden kann, daß nur die Patienten betrachtet werden, die mehr als 1 Monat überlebt haben, ist ein Vergleich der Überlebenswahrscheinlichkeiten bei Patienten mit und ohne Nachbestrahlung unter Berücksichtigung des Tumorstadiums durchaus aussagefähig.

In Tabelle 2 sind die rezidivfreien 5-Jahres-Überlebenswahrscheinlichkeiten für Patienten mit und ohne Nachbestrahlung in den Tumorstadien Robson I und Robson II + III unter Ausschluß der perioperativ verstorbenen zusammengestellt.

Im Stadium Robson I scheint die Nachbestrahlung die Prognose eher zu verschlechtern als zu verbessern. Dabei ist allerdings zu bedenken, daß die nachbestrahlten Patienten vorwiegend vor 1978 behandelt wurden, als noch ein weniger ausgedehntes präoperatives Tumorstaging üblich war. Das schlechtere Abschneiden der nachbestrahlten Patienten ist tatsächlich die Folge einer relativ hohen Rate von Frühmetastasierungen im ersten Beobachtungsjahr (10/60 = 16,7%) mit einer rezidivfreien 1-Jahresüberlebensrate von 83,2 ± 4,7%, während bei den später ohne Nachbestrahlung behandelten Patienten wesentlich seltener Frühmetastasen beobachtet wurden (5/92 = 5,4%) und die rezidivfreie 1-Jahres-Überlebensrate bei 94,4 ± 2,2% liegt. Überraschenderweise ist aber auch bei den fortgeschritteneren Tumoren im Stadium Robson II, III eine Verbesserung der Prognose durch die Nachbestrahlung nicht nachweisbar. Daher kann die Aussage getroffen werden, daß nach einer Kurzzeitvorbestrahlung mit 12–16 Gy in 2 Tagen die postoperative Nachbestrahlung zu keiner Verbesserung der Behandlungsergebnisse führt.

Diskussion

Bemerkenswert an den mit Kurzzeitvorbestrahlung und selektiver Nachbestrahlung erzielten Ergebnissen ist zunächst die sehr niedrige Zahl von Lokalrezidiven (4/293 = 1,4%). In den meisten Arbeiten der Literatur über Behandlungsergebnisse finden sich keine Angaben über die Lokalrezidivrate nur operativ behandelter Patienten [2–4, 12, 14]. Die von Rafla 1970 [10] angegebene Rate von 25% erscheint sehr hoch. Ganz sicher hängt die Lokalrezidivhäufigkeit auch von der Radikalität der Operation ab, so daß im Hinblick auf die Verminderung des Lokalrezidivrisikos der adjuvanten Strahlentherapie bei der lumbalen Nephrektomie eine größere Bedeutung zukommen könnte als bei der radikalen Nephrektomie.

Als sehr gut erscheinen die eigenen Behandlungsergebnisse im Robsonstadium II unter Einschluß von 4 Patienten im T-Stadium pT4 mit einer rezidivfreien 5-Jahres-Überlebensrate von etwa 72% ohne ein einziges Lokalrezidiv. Skinner u. Mitarb. 1971 [14] geben eine Rate von 47% an, Giuliani u. Mitarb. 1983 [2] eine Rate von 60,6% und Golimbu u. Mitarb. 1986 [3] eine Rate von 67%, während Herrlinger u. Mitarb. 1984 [4] bei systematischer Lymphknotendissektion sogar über eine Rate von 92% gegenüber einer Rate von 45% bei nur fakultativer Lymphknotendissektion berichten.

Die eigenen Ergebnisse im Robsonstadium I und III entsprechen weitgehend denen in nur operativ mit radikaler Nephrektomie behandelten Patientenkollektiven anderer Autoren [2–4, 12, 14]. Obgleich bisher kein direkter Vergleich mit den in der Urologischen Klinik der Universität München nur operativ behandelten Patienten erfolgt ist, erscheint es schon von daher als unwahrscheinlich, daß durch die adjuvante Strahlentherapie eine Verbesserung der Ergebnisse im Robsonstadium I und III möglich ist.

Aller Wahrscheinlichkeit nach trifft die Hypothese nicht zu, daß bei einer größeren Zahl von Patienten erst durch den operativen Eingriff eine Metastasierung ausgelöst wird [5]. Vielmehr muß davon ausgegangen werden, daß die Fernmetastasierung zum Zeitpunkt der Primärtherapie schon erfolgt ist und durch lokale Therapiemaßnahmen nicht mehr beeinflußt werden kann. Daher kann auch eine Kurzzeitvorbestrahlung trotz der ausgeprägten Verminderung der Proliferationsfähigkeit der Tumorzellen [7] nicht zu einer Senkung des Fernmetastasierungsrisikos, sondern allenfalls – ebenso wie eine postoperative Nachbestrahlung – nur zur Minderung des Lokalrezidivrisikos bei lokal fortgeschrittenen Tumoren beitragen. Diese Aussage entspricht auch den Ergebnissen von van der Werf Messing 1973 [15] bei einer randomisierten Studie zum Wert einer Langzeitvorbestrahlung.

Eine adjuvante Strahlentherapie wird besonders dann Bedeutung haben können, wenn ein größeres Lokalrezidivrisiko bei geringer Fernmetastasierungswahrscheinlichkeit besteht, eine Konstellation, wie sie besonders im Robsonstadium II (pT3/T4 pNopVo) und nur lumbaler Nephrektomie vorliegt. In dieser Weise läßt sich möglicherweise auch die Verbesserung der Ergebnisse erklären, über die Papadopoulos 1983 [9] bei einer vergleichenden, jedoch nicht randomisierten Studie mit und ohne Kurzzeitvorbestrahlung bei vorwiegend lumbal nephrektomierten Patienten berichtete.

Folgerungen

1. Der Wert einer adjuvanten Strahlentherapie bei der Behandlung des Nierenkarzinoms ist bisher durch randomisierte Studien nicht bewiesen. Sie sollte daher nur mit großer Zurückhaltung im Rahmen von Studien angewandt werden. Kurzzeitvorbestrahlung und Nachbestrahlung können wahrscheinlich zu einer Minderung des Lokalrezidivrisikos, jedoch nicht zu einer Verminderung der Fernmetastasierungsrate beitragen. Der Stellenwert einer adjuvanten Strahlentherapie wird stark von der Art des operativen Vorgehens bestimmt und dürfte am höchsten im Robsonstadium II sein, wenn nur eine lumbale Nephrektomie vorgenommen wird.

2. Bei inkomplett operierten Tumoren besteht nach unserer Meinung keine adjuvante, sondern eine therapeutische Indikation zur Nachbestrahlung.
3. Bei der Behandlung von Hypernephrommetastasen hat die palliative Strahlentherapie große Bedeutung. In manchen Fällen lassen sich jahrelange, beschwerdefreie Intervalle erreichen, wenn eine Gesamtdosis von ≧ 50 Gy angewandt wird.

Literatur

1. Bostel F, Kuhne-Velte HJ, Wöllgens P (1984) 12 Jahre Überlebenszeit eines Patienten mit metastasiertem Hypernephrom unter palliativer Strahlentherapie. Akt Urol 15:88–90
2. Giuliani L, Martorana G, Giberti C, Pescatore D, Magnani G (1983) Results of radical nephrectomy with extensive lymphadenectomy for renal cell carcinoma. J Urol 130:664–668
3. Golimbu M, Joshi P, Sperber A, Tessler A, Al-Askari S, Morales P (1986) Renal cell carcinoma: survival and prognostic factors. Urology 27:291–301
4. Herrlinger A, Sigel A, Giedl J (1984) Methodik der radikalen transabdominalen Tumornephrektomie mit fakultativer oder systematischer Lymphdissektion und deren Ergebnisse an 381 Patienten. Urologe A 23:267–274
5. Hug O (1975) Die strahlenbiologische Basis einer praeoperativen Tumorbestrahlung. In: Nagel (Hrsg) Verhandlungsbericht der Deutschen Gesellschaft für Urologie. Springer, Berlin Heidelberg New York, S 148–150
6. Kaplan EL, Meier P (1958) Nonparametric estimation from incomplete observation. J Am Stat Assoc 53:457–481
7. Lieven H v (1978) Klinische Ergebnisse der präoperativen Bestrahlung beim Adenokarzinom der Niere. Strahlentherapie 154:1–7
8. Lieven H v, Trott KR, Sintermann R (1978) Experimentelle Ergebnisse der praeoperativen Bestrahlung des renalen Adenokarzinoms. Strahlentherapie 154:299–304
9. Papadopoulos I (1983) Die praeoperative Bestrahlung des hypernephroiden Nierenkarzinoms. Strahlentherapie 159:147–151
10. Rafla S (1970) Renal cell carcinoma. Natural history and results of treatment. Cancer 25: 26–40
11. Rhomberg W (1983) Zur Klinik und Strahlensensibilität von Knochenmetastasen bei Nierenkarzinomen. Strahlentherapie 159:610–614
12. Robson CJ, Churchill BM, Anderson W (1969) The results of radical nephrectomy for renal cell carcinoma. J Urol 101:297–301
13. Rohloff R, Lieven H v (1981) Die Rolle der Strahlentherapie bei der Behandlung des Adenokarzinoms der Niere. In: Schmiedt E, Bauer HW (Hrsg) Diagnostik und Therapie des Nierenkarzinoms. Zuckschwerdt, München, S 175–183
14. Skinner DG, Colvin RB, Vermillion CD, Pfister RC, Leadbetter WF (1971) Diagnosis and management of renal cell carcinoma. Cancer 28:1165–1177
15. Werf-Messing B van der (1973) Cancer of the kidney. Cancer 32:1056–1061

Natürlicher Verlauf und zytostatische Therapie des metastasierten Nierenzellkarzinoms

H. Wagner[1], K. Possinger[1] und G. Gregor[2]

Nach wie vor führen bei einem Drittel aller Patienten erst die Fernmetastasen zur Diagnosestellung eines Nierenkarzinoms [1, 2]. Zu diesem Zeitpunkt muß allerdings bereits mit einem sehr raschen Krankheitsverlauf gerechnet werden! So verstarben von 97 Patienten, die sich während der letzten sechs Jahre mit einem metastasierten Nierenzellkarzinom in unserer Ambulanz vorstellten, 61 Patienten innerhalb der ersten 2 Jahre. Diese Tatsache widerspricht dem häufig angenommenen „gutartigen Verlauf" des hypernephroiden Karzinoms. Spontanremissionen konnten wir bei unseren Patienten nicht beobachten. Ihre Häufigkeit wird auch in der Weltliteratur mit unter 0,4% angegeben [3, 4].

Natürlicher Verlauf

Um zu eruieren, welche Faktoren den natürlichen Ablauf der Erkrankung bei Patienten mit metastasierendem Nierenzellkarzinom bestimmen, untersuchten wir den Einfluß des Geschlechts, des Alters, des rezidivfreien Intervalls, der Zahl und Art der Organmanifestationen, spezieller Laborwerte und der internistischen und chirurgischen Therapie.

Geschlecht

Da die meisten publizierten spontanen Tumorrückbildungen bei Männern auftraten [4] und weiterhin im Tierversuch sowohl die Inzidenz als auch das Wachstum östrogeninduzierter Nierenzellkarzinome durch Testosteron supprimiert wurden [5–7], untersuchten wir, inwieweit das Geschlecht für einen unterschiedlichen Krankheitsverlauf verantwortlich ist. Es zeigte sich, daß die medianen Überlebenszeiten der 61 männlichen und 36 weiblichen Patienten – mit median 22 respektive 26,5 Monaten vom Zeitpunkt der Diagnosestellung an gerechnet und 14 respektive 10 Monaten vom Fernmetastasierungsbeginn an – nur geringfügig differierten; die Überlebenskurven zeigten ebenso keine statistisch signifikanten Unterschiede (Abb. 1). Auch die Tatsache, daß das Nierenzellkarzinom bei Männern sogar etwa doppelt so häufig anzutreffen ist als bei Frauen, weist darauf hin, daß die im Tierversuch wichtige hormonelle Abhängigkeit beim Menschen ohne Relevanz ist.

Alter

Das mediane Erkrankungsalter lag bei unseren Patienten bei 55 Jahren (unteres Quartil unter 49, oberes Quartil über 62 Jahre). Um den Einfluß des Alters auf den

[1]Medizinische Klinik III, [2]Urologische Klinik und Poliklinik, Klinikum Großhadern der Ludwigs-Maximilians-Universität, Marchioninistr. 15, D-8000 München 70

Das Nierenkarzinom. Hrsg. v. G. Staehler

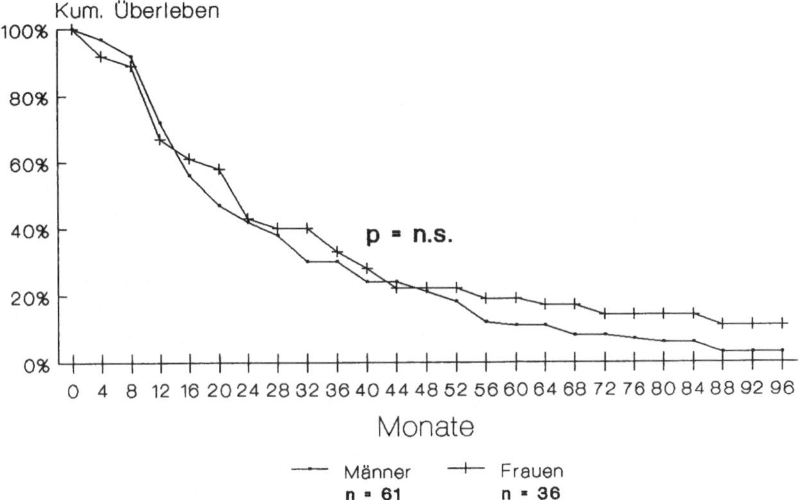

Abb. 1. Kumulatives Überleben (%) ab Diagnosestellung bei Frauen und Männern

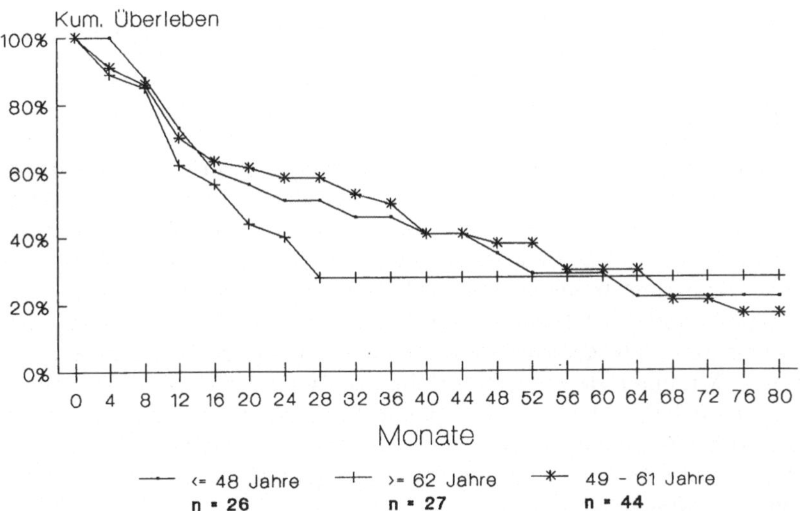

Abb. 2. Kumulatives Überleben (%) ab Diagnosestellung in Abhängigkeit vom Lebensalter

Krankheitsablauf zu ermitteln, verglichen wir die Überlebenszeiten der Patienten unter 49 Jahre mit den Altersgruppen zwischen 49 und 61 und über 61 Jahre. Die mediane Überlebenszeit der Patienten unter 49 Jahre und über 61 Jahre lag bei 22 Monaten bzw. 18 Monaten, während die mittlere Altersgruppe 36 Monate im Median überlebte. Dieser Unterschied ist statistisch jedoch nicht signifikant. Vom Metastasierungszeitpunkt an gerechnet, differierten die Überlebenszeiten ebenfalls nur geringfügig (Abb. 2). Wie bei den meisten anderen soliden Tumoren scheint somit

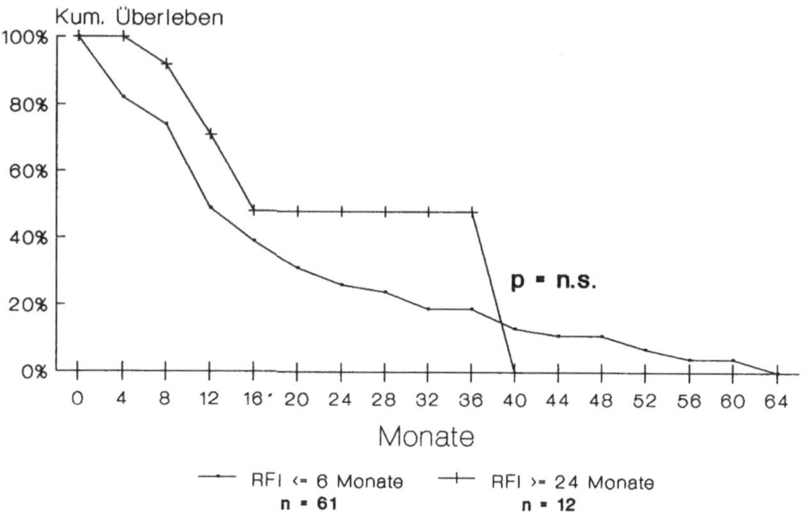

Abb. 3. Kumulatives Überleben (%) ab Metastasierung in Abhängigkeit vom rezidivfreien Intervall

auch bei Patienten mit Nierenzellkarzinom das Alter an sich für den weiteren Krankheitsverlauf keine Bedeutung zu besitzen [8].

Rezidivfreies Intervall

In ihren Arbeiten unterstrichen DeKernion et al. [9] den prognostischen Stellenwert des krankheitsfreien Intervalls, also der Zeit zwischen Primäroperation und Metastasennachweis. Sie wiesen darauf hin, daß Patienten mit einem langen krankheitsfreien Intervall (größer/gleich 24 Monate) signifikant länger überlebten als Patienten mit einem kurzen krankheitsfreien Intervall (kleiner/gleich 6 Monate). Auch in unserem Krankengut konnten wir diesen Unterschied nachweisen. Allerdings war vom Zeitpunkt der eingetretenen Metastasierung an dieser Überlebensvorteil nicht mehr gegeben (Abb. 3). Mit einer medianen Überlebenszeit von 11,5 resp. 14,5 Monaten unterschieden sich die beiden Patientengruppen nicht signifikant voneinander. Nach eingetretener Fernmetastasierung scheint somit der Krankheitsverlauf von anderen Prognosefaktoren, wie z. B. der Anzahl infiltrierter Organsysteme oder der Metastasenlokalisation, bestimmt zu werden.

Organmanifestationen

Wie zu erwarten, ist sowohl das Ausmaß der primären Fernmetastasierung als auch der Metastasierungsort von erheblicher Bedeutung für die Dauer der restierenden Überlebenszeit: so überlebten in unserem Patientengut Patienten mit primär nur einem infiltrierten Organsystem mehr als doppelt so lange als Patienten mit zwei oder mehr betroffenen Organen (18,5 versus 8,5 Monate). Der Verlauf der Überlebenskurven ist in Abb. 4 wiedergegeben. Ähnlich wie beim Mammakarzinom überleben auch Patienten mit Nierenzellkarzinom, bei denen die primäre Tumorabsiedelung in das Skelettsystem oder die Weichteile erfolgt, signifikant länger als Patienten mit

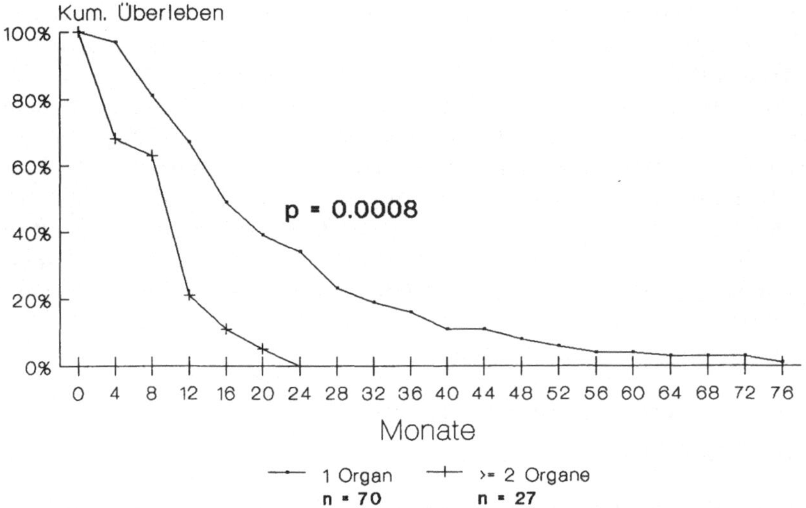

Abb. 4. Kumulatives Überleben (%) ab Metastasierung in Abhängigkeit von der Anzahl ca-infiltrierter Organe

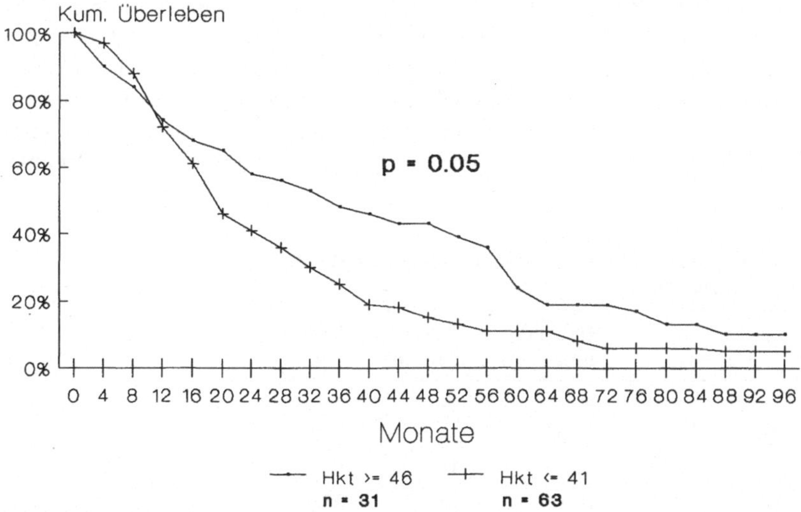

Abb. 5. Kumulatives Überleben (%) ab Diagnosestellung in Abhängigkeit vom Hämatokrit

Tumorabsiedelung in die Lunge oder in die Leber ($p = 0{,}02$): die mediane Überlebenszeit beträgt bei Patienten mit Skelettmetastasierung 32 Monate, mit Lungenmetastasierung 12 Monate und mit Metastasen in der Leber sogar nur 10,5 Monate.

Laborparameter

Nach den Arbeiten von Smith und Riches sowie Sufrin [10, 11] sind erhöhte Erythropoetinspiegel und insbesondere reaktive Polyglobulien, die bei etwa 10%–20% aller

Patienten mit Nierenkarzinom auftreten, als prognostisch günstiges Krankheitszeichen zu werten. Dementsprechend untersuchten wir in unserem Patientengut, inwieweit ein erhöhter Hämatokritwert (größer/gleich 46) bzw. eine erniedrigte Blutsenkungsgeschwindigkeit (kleiner/gleich 5 mm nach Westergreen in der 1. Std.) mit dem Krankheitsverlauf korreliert. Es zeigte sich, daß vom Zeitpunkt der Diagnosestellung an gerechnet Patienten mit erhöhten Hämatokritwerten tatsächlich signifikant länger überlebten als Patienten mit normalem oder erniedrigtem Hämatokrit (Abb. 5). Im Median lebten Patienten mit erhöhtem Hämatokrit nahezu doppelt so lange als die übrigen Patienten (33 versus 18 Monate). Die Höhe der Blutsenkungsgeschwindigkeit ließ keine Zuordnung zu einem raschen oder langsamen Krankheitsverlauf erkennen.

Internistische Therapie: Hormone, Zytostatika und Immuntherapeutika

Wie bereits eingangs bemerkt, gehört das metastasierende Nierenzellkarzinom was die systemische zytostatische Therapie anlangt, zu den intraktablen Tumoren. Nur einige wenige Hormone, Zytostatika und neuerdings auch Immuntherapeutika zeigen eine gewisse, marginale Wirksamkeit beim metastasierten Nierenzellkarzinom.

Die wissenschaftliche Basis für *hormonelle Therapiemaßnahmen* stellen Ergebnisse aus Tierversuchen von Vasquez-Lopez [5], Mattews [6] und Bloom [7] dar: Die Autoren konnten zeigen, daß Östrogene bei syrischen Goldhamstern Nierenkarzinome hervorrufen können und, daß die gleichzeitige Verabreichung von Testosteron oder Progesteron die Tumorentstehung unterdrückt und ihr Wachstum verzögert. Die Übertragung dieser tierexperimentellen Befunde auf die klinische Situation miß-

Tabelle 1. Metastasierendes Nierenzellkarzinom: Progesteron- und Androgentherapie: Remissionen

Autor	Behandlung	Patientenzahl	Remission
Woodruff et al. (1967)	P, A	24	21%
Melander et al. (1967)	P, A	20	20%
Jenkin (1967)	A	15	7%
Samuels et al. (1968)	P, A	23	17%
Papac (1969)	P, A	12	33%
Paine et al. (1970)	P	15	20%
Wagle u. Murphy (1971)	P, A	43	17%
Bloom (1971)	P, A	80	16%
Talley (1973)	P, A	98	7%
Alberto u. Senn (1974)	P, A	58	0%
Morales et al. (1975)	P, A	38	3%
Lokich u. Harrison (1975)	P, A	59	0%
De Kernion u. Berry (1980)	P, A	110	0%

Tabelle 2. Metastasierendes Nierenzellkarzinom: zytostatische Chemotherapie: Remissionen

Zytostatika	Woodruff et al. (1967)		Talley (1973)		Lokich u. Harrison (1975)		Bodey (1979)		De Kernion u. Berry (1980)	
	n	R	*n*	R	*n*	R	*n*	R	*n*	R
Alkylantien	79	9%	22	0%	14	0%	158	7%		
Antimetaboliten	83	13%	39	0%	2	0%	77	9%		
Antibiotika	46	9%	15	0%	1	0%	61	18%		
Vinca-alkaloide										
Vinblastin	10	10%	15	13%	1	0%	135	25%	16	25%
Sonstige	9	11%			13	0%	65	5%		

lang allerdings: Androgene und Progesteronderivate (Tabelle 1) erwiesen sich praktisch als wirkungslos [1, 4, 12–22]. Die guten Ergebnisse früherer Untersucher sind wohl einerseits auf die früher schlechteren technischen Kontrollmöglichkeiten des Metastasenwachstums und auf den uneinheitlich definierten Remissionsbegriff zurückzuführen. Nach Anwendung neuer Untersuchungstechniken wie Sonographie und Computertomographie und einheitlicher Remissionsbeurteilung waren mit diesen Hormonen keine Therapieerfolge mehr nachweisbar (objektive Remissionsquoten: 0%–7%).

Im Gegensatz zu diesen unbefriedigenden Ergebnissen scheinen Antiöstrogene den Krankheitsverlauf günstig zu beeinflussen. So wurde in einer Studie der SWOG (South-West Oncology Group) darauf hingewiesen, daß von 79 Patienten, die wegen eines fortgeschrittenen Nierenzellkarzinoms mit 20 mg Tamoxifen täglich behandelt worden waren, bei 5 Patienten eine objektive Remission und bei 27 Patienten ein Krankheitsstillstand erreicht werden konnte [23]. Diese marginale Effektivität konnten wir auch in einer Pilotstudie nachweisen: Von 14 Patienten mit progredientem metastasierten Nierenzellkarzinom konnte durch die Gabe von täglich 40 mg Tamoxifen/Tag p.o. bei einem Patienten eine objektive Remission und in sieben weiteren Fällen ein Krankheitsstillstand von mindestens dreimonatiger Dauer erzielt werden.

Auch die *zytostatische Therapie* weist ähnlich der Hormontherapie nur marginale Wirksamkeit auf: die Remissionsraten der wichtigsten Zytostatika sind in der Tabelle 2 aufgelistet [1, 4, 20, 22, 24]. Insgesamt liegen die objektiven Remissionsraten zwischen 0 und 13%; einzig Vinblastin scheint begrenzte Wirksamkeit zu besitzen. So zeigten die Untersuchungen von DeKernion [4] und Bodey [24] an größeren Patientenkollektiven, daß unter der wöchentlichen Gabe von Vinblastin bei 15%–25% aller Patienten eine objektive Remission erreicht werden kann. Leider können auch durch Kombinationschemotherapien keine besseren Resultate erzielt werden (Tabelle 3) [1, 24].

Wir untersuchten die Wirkung einer Kombinationsbehandlung, bestehend aus 5 mg/m2/Woche Vinblastin und 40 mg/Tag Tamoxifen, bei Patienten mit viszeraler Metastasierung und rascher Tumorprogredienz [25]. 59 Patienten wurden in die Studie aufgenommen. Bei 18% (CR: 2, PR: 11) der Patienten konnte eine objektive Remission erzielt und bei 27% (NC: 16) das zuvor progrediente Tumorgeschehen zum

Tabelle 3. Metastasierendes Nierenzellkarzinom: zytostatische Polychemotherapien: Remissionen (*n* = Patientenzahl, R = Remissionsrate)

Therapie	*n*	R	Autor
Fluorouracil, Methotrexat, Cyclophosphamid, Vincristin, Prednison	4	0%	Lokich u. Harrison (1975)
Methyl-CCNU, Velbe	15	7%	Bodey (1979)
Velbe, Hydroxyurea	15	0%	Bodey (1979)
CCNU, Velbe	29	24%	Bodey (1979)

Stillstand gebracht werden. Die Remissionsdauer lag bei den Patienten mit kompletter Remission bei 8 und 11 Monaten und bei partieller Remission median bei 6,5 Monaten (Streubreite: 4–15,5 Monate). Die Hoffnung, durch Triglyzidylurazol (TGU), einer im Tierversuch bei Nierenzellkarzinomen wirksamen Substanz, bessere Behandlungserfolge zu erzielen, zerschlug sich leider: in keinem einzigen Fall konnte bei 16 Patienten ein Rückgang des Tumorwachstums beobachtet werden [25, 26].

Die Wirksamkeit der *Immuntherapie* läßt sich heute noch nicht genau abschätzen. Erste Untersuchungsergebnisse mit alpha-Interferon berichten über Responseraten um 30% [27–30]. Leider müssen diese Behandlungserfolge teilweise mit erheblichen Nebenwirkungen und dementsprechenden Einbußen an Lebensqualität erkauft werden! Auch die Kombination von r-IFN-a2 mit Vinblastin konnte bisher keine deutlich besseren Ergebnisse aufzeigen. So berichteten DeKernion und Mitarbeiter über Remissionsquoten zwischen 17% und 30%.

Wir untersuchten die Wirkung von r-IFN-y (Dosis: 100–600 μg/m2 KOF. s.c. 3×/Woche). 14 Patienten wurden in die Studie aufgenommen. Bei allen Patienten kam es zu hochfieberhaften Zuständen mit Temperaturen zwischen 39,5° und 40°C; überdies gaben die Patienten ausgeprägtes Schwächegefühl, Inappetenz und Muskelschwäche an. Unter höherer Dosis traten zudem psychische Störungen wie z.B. ausgeprägte Depressionen auf. Bei keinem Patienten konnte eine objektive Remission erzielt werden! Bei 5 von 14 Patienten kam es für median 6 Monate zu einem Stillstand des Tumorwachstums. Bei den übrigen 9 Patienten verlief das Tumorwachstum progredient.

Weder durch hormonelle noch durch zytostatische oder immunologische Behandlungsverfahren konnte bisher eine Überlebenszeitverlängerung sicher nachgewiesen werden. Zwar wird oft darauf hingewiesen, daß Patienten, die unter einer speziellen Behandlung eine Remission des Tumorwachstums aufweisen, länger überleben als Patienten mit Tumorprogression, doch wird in der Regel nicht näher analysiert, ob dieser Unterschied nur durch das Vorliegen unterschiedlicher Prognosefaktoren vorgetäuscht wird [31]!

Chirurgische Metastasentherapie

Neben der Hormon-, Chemo- und Immuntherapie wird die „Metastasen-Chirurgie“ zur Therapie isolierter Metastasen seit einigen Jahren in unserer Klinik in Zusam-

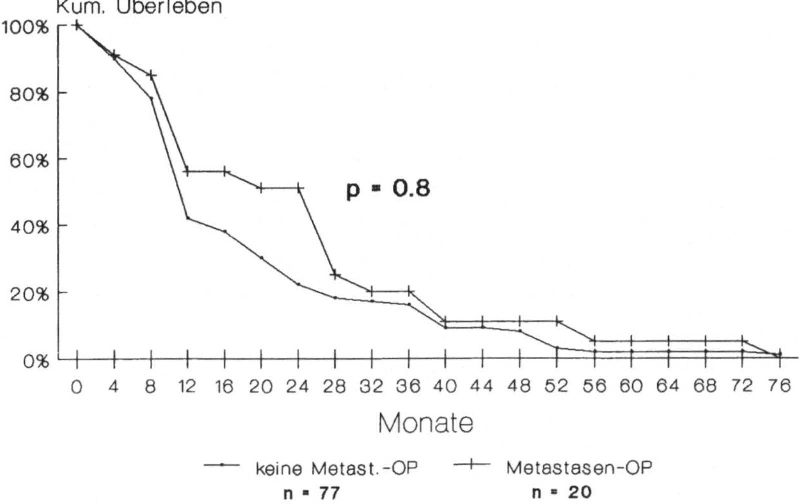

Abb. 6. Kumulatives Überleben (%) ab Metastasierung: Patienten mit und ohne Metastasen-Operation

menarbeit mit der chirurgischen, neurochirurgischen, orthopädischen und urologischen Klinik verstärkt herangezogen. Bei 6 Patienten wurden solitäre Lungenmetastasen, bei 14 weiteren Weichteil- und Knochenmetastasen entfernt; interessanterweise lebten diese Patienten trendmäßig länger als Patienten, bei denen in vergleichbarer Situation eine systemische Therapie durchgeführt wurde (Abb. 6; $p = 0{,}8$) [30]. Ähnliche Ergebnisse erbrachten auch Untersuchungen von McCormack et al. [32] und DeKernion [4].

Zusammenfassung

Das metastasierte Nierenzellkarzinom gehört nach wie vor zu den nahezu intraktablen Tumoren. Der Krankheitsverlauf kann im Einzelfall sehr stark variieren; jedoch ist nach eingetretener Fernmetastasierung in der Regel mit einem sehr raschen Krankheitsablauf zu rechnen. Einen langsamen Krankheitsverlauf scheinen ein hoher Hämatokritwert, der Befall nur eines Organsystems und hier besonders der isolierte Knochenbefall zu signalisieren. Systemische Behandlungsmaßnahmen mit Hormonen, Zytostatika und Immuntherapeutika konnten bisher die Lebenserwartung nicht verlängern. Ihr gezielter Einsatz bietet nur in begrenztem Umfang die Chance, eine Tumormassenreduktion einhergehend mit einer Besserung des subjektiven Befindens der Patienten zu erzielen. Metastasenoperationen sind bei solitärer oder regional begrenzter Tumorabsiedlung immer in Betracht zu ziehen, da sie bei relativ geringer Morbidisierung die Möglichkeit einer Überlebensverlängerung beinhalten.

Literatur

1. Lokich JJ, Harrison JH (1975) Renal cell carcinoma: Natural history and chemotherapeutic experience. J Urol 114:371–374
2. Skinner DG, Colvin RB, Vermillion CD, Pfister RC, Leadbetter WF (1971) Diagnosis and management of renal cell carcinoma. Cancer 28:1165–1171
3. Freed SZ, Halpirin JP, Gordon M (1977) Idiopathic regression of metastases from renal cell carcinoma. J Urol 118:538–542
4. DeKernion JB, Berry D (1980) The diagnosis and treatment of renal cell carcinoma. Cancer 45:1947–1986
5. Vasquez-Lopez E (1944) The reaction of the pituitary gland and related hypothalamic centers in the hamster to prolonged treatment with estrogens. J Pathol Bacteriol 56:1–3
6. Mattews VS, Kirkman H, Bacon RL (1957) Kidney damage in the golden hamster following chronic administration of diethylstilbestrol in sesame oil. Proc Soc Exp Biol Med 66:195–200
7. Bloom HJG, Wallace DM (1964) Hormones and the kidney – possible therapeutic role of testosterone in a patient with regression of metastases from renal adenocarcinoma. Br Med J 2:476–480
8. Wilmanns W, Binsack T, Sauer H (1985) Zytostatische Polychemotherapie im höheren Lebensalter. Dtsch Med Wochenschr 110:1959–1962
9. DeKernion JB, Ramming KP, Smith RB (1978) The natural history of metastatic renal cell carcinoma: A computer analysis. J Urol 120:148–152
10. Smith H, Riches E (1960) Hemoglobin values in renal cell carcinoma. Lancet I:1058
11. Sufrin G, Mirand EA, Moore RH, Chu TM, Murphy GP (1977) Hormones in renal cancer. J Urol 117:433
12. Alberto P, Senn HJ (1974) Hormonal therapy of renal carcinoma alone and in association with cytostatic drugs. Cancer 33:1226–1229
13. Bloom HJG (1971) Medroxyprogesterone (Provera) in treatment of metastatic renal cancer. Br J Cancer 25:250–265
14. Jenkin RD (1967) Androgens in metastatic renal adenocarcinoma. Br Med J 1:361
15. Melander O, Notter G, von Schreeb T (1967) Hormonbandling av metastaserande renal kancer. Nord Med 78:1309
16. Morales A, Kiruluta G, Lott S (1975) Hormones in the treatment of metastatic renal cancer. J Urol 114:692–693
17. Paine CH, Wright FW, Ellis F (1970) The use of Progestogen in the treatment of metastatic carcinoma of the kidney and uterine body. Br J Cancer 24:277–282
18. Papac RJ (1969) Hormonal therapy of renal carcinoma. Proc Am Assoc Cancer Res 10:67
19. Samuels ML, Sullivan P, Howe CD (1968) Medroxyprogesteronacetate in the treatment of renal cell carcinoma (Hypernephroma). Cancer 22:525–532
20. Talley RW (1973) Chemotherapy of adenocarcinoma of the kidney. Cancer 32:1662–1665
21. Wagle DC, Murphy GP (1971) Hormonal therapy in advanced renal cell carcinoma. Cancer 28:318–321
22. Woodruff MW, Wagle D, Gailani SD, Jones R (1967) The current status of chemotherapy for advanced renal carcinoma. J Urol 97:611–618
23. Al-Sarraf M, Eyre H, Bonnet J, Saiki J, Gagliano R, Pugh R, Lehane D, Dixon D, Bettomly R (1981) Study of Tamoxifen in metastatic renal cell carcinoma and the influence of certain prognostic factors: a Southwest Oncology Group Study. Cancer Treat Rep (No 5–6) 65:447–451
24. Bodey GP (1979) Current status of chemotherapy in metastatic renal carcinoma. In: Johnson DE, Samuels ML (eds) Cancer of genitourinary tract. Raven Press, New York, pp 67–72
25. Wagner H, Possinger K, Bremer K, Donhujsen-Ant R, Queisser W (1987) Phase-II-trial of 1,2,4-Triglycidyluracol in patients with metastatic renal cell carcinoma. Cancer Treat Rep 71(2):209–210
26. Wagner H, Possinger K, Willmanns W (1984) Therapie des metastasierenden Nierenzellkarzinoms. ZAC 2(1/2):5–13
27. Queseda JR, Swanson DA, Guttermann JU (1985) Phase-II-Study of Interferon alpha in metastatic renal cell carcinoma. A progress report. J Clin Oncol 3(8):1086–1092

28. Queseda JR, Rios A, Swanson D, Trown P, Guttermann JU (1985) Antitumor activity of recombinant-derived Interferon alpha in metastatic renal cell cancer. J Clin Oncol 3(11): 1522–1528
29. Kirkwood JM, Harris JE, Vera R, et al (1985) A randomized study of low and high doses of Leukocyte Alpha-Interferon in metastatic renal cell carcinoma. The American Cancer Society Collaborative Trial. Cancer Res 45: 863–871
30. Fossa SD, De Garis ST, Heier MS, et al (1986) Recombinant interferon Alpha-2a with or without vinblastine in metastatic renal cell carcinoma. Cancer [Suppl] 57/8: 1700–1704
31. Possinger K, Wagner H, Beck R, Staebler A, Schmid L, Vollmann B, Wilmanns W (1988) Renal cell cancer. Recent Results Cancer Res
32. McCormack PM, Martini N (1979) The changing role of surgery for pulmonary metastases. Ann Thorac Surg 28: 139–145

Sachverzeichnis